Duftmedizin für Anfänger:

Ätherische Öle und ihre medizinische Anwendung verstehen. Eine Einführung in die Kraft der heilenden Energie der ätherischen Öle.

Sandra Sommer

Inhaltsverzeichnis

Einleitung 1

1 Was ist die Duftmedizin? 3

2 Wie können Düfte unseren Körper beeinflussen? 5

3. Ätherische Öle von A bis Z 8

4. Die Anwendung von ätherischen Ölen 45

5. Medizinische Anwendungsgebiete 56

7. Ätherische Öle für die Hausapotheke und für Notfälle 65

8. Parfüms und ätherisches Öl selbst machen 69

Schlusswort 76

Einleitung

Bei der Duftmedizin für Anfänger handelt es sich im Prinzip um die Anwendung von ätherischen Ölen, die unser Wohlbefinden nicht nur deutlich steigern, sondern auch viele Krankheiten lindern können. Es geht also um die Aromatherapie und Pflanzenheilkunde, die zu den komplementärmedizinischen Methoden zählen. In der Duftmedizin wird allerdings speziell der Geruchssinn angeregt, was zu einer ganz besonderen Sinneswahrnehmung beiträgt. Nicht umsonst sind beispielsweise die Massagen mit ätherischen Ölen ein ganz besonderes Wellness-Erlebnis.

Mit den nachstehenden Informationen werden Sie sehr viel über den positiven Nutzen von ätherischen Ölen lernen und welche Substanzen auf keinen Fall in Ihrer persönlichen Hausapotheke fehlen sollten. Selbstverständlich zeigen wir Ihnen dann auch noch einfache Rezepte, wie Sie auch als Anfänger selbst Ihr Öl oder Ihr persönliches Parfüm für die Duftmedizin herstellen können.

Durch die Duftmedizin wird die Lebenskraft wieder neu gestärkt und deshalb auch die Selbstheilungskräfte wieder erweckt. Sie richtet sich also nach den Prinzipien der Naturheilkunde. Übrigens kommt sie jetzt auch immer mehr in Kliniken zum Einsatz, was hauptsächlich in Australien, Japan und den USA der Fall ist. Die Duftmedizin wird dort vorwiegend als ergänzendes Heilverfahren benützt, wie beispielsweise bei der Chemotherapie gegen die zahlreichen Nebenwirkungen, bei schlechter Wundheilung, antibiotikaresistenten Keimen und auch bei Geburten.

In unserer Schulmedizin allerdings wird den synthetischen Arzneimitteln Vorzug gegeben, da angeblich nicht ausreichende klinische Studien über die Wirksamkeit und die Unverträglichkeit der Duftstoffe vorliegen. Allerdings gibt es aber auch wirklich hochwertige Untersuchungen, die eine gute Wirkung gegen Depressionen, Angst, Schlafstörungen, Übelkeit und auch gegen Schmerzen durchaus bestätigten.

Wenn Sie erst einmal die hervorragende Heilkraft von den ätherischen Ölen etwas näher kennengelernt haben, werden Sie die Natur ab diesem Zeitpunkt sicherlich mit ganz anderen Augen betrachten und sich bewusst werden, welche wertvollen Schätze uns bis zu diesem Zeitpunkt entgangen sind.

1 Was ist die Duftmedizin?

Duftstoffe wurden schon zu Urzeiten nicht nur für rituelle Zwecke in den alten Hochkulturen eingesetzt, sondern auch zur medizinischen Behandlung von allen möglichen Beschwerden. Vor allem die Ägypter und die Inder waren für die Verarbeitung von kostbaren Duftstoffen berühmt, während in der abendländischen Kultur hauptsächlich nur ganz normales Lavendelwasser bekannt war. Duftende Rohstoffe in Europa wurden eigentlich erst durch die Kreuzzüge eingeführt. Einen Hinweis auf den Anbau von aromatischen Pflanzen für die Medizin findet man übrigens erst gegen Ende des 8. Jahrhunderts. Der Begründer der uns bekannten Aromatherapie ist vermutlich ein Franzose. René-Maurice Gattefossé war damals ein bekannter Parfümeur und Chemiker, der sich bei einer Explosion in seinem Labor die Hände und auch einen großen Teil von seiner Kopfhaut verbrannte. Er selbst versorgte seine Verletzungen mit Lavendelöl, die aber erstaunlicherweise nicht nur sehr schnell heilten, sondern sogar keine Narben auf seiner Haut zurückließen. Aufgrund dieses unvorhergesehenen Ereignisses, war es dann natürlich auch ganz klar, dass er diesbezüglich noch weitere Nachforschungen anstrebte. Acht Jahre nach diesem Unfall wurde von ihm eine antiseptische Seife aus ätherischen Ölen hergestellt. Ab diesem Zeitpunkt widmete sich Gattefossé sehr intensiv den medizinischen Eigenschaften und brachte auch noch weitere selbst hergestellte Produkte auf den Markt, wobei er eng mit den Ärzten in den Krankenhäusern zusammenarbeitete. In Fachkreisen ist sein 1936 veröffentlichtes Werk „Physiologische Ästhetik und Schönheitsprodukte" auch heute noch eine viel beachtete Literatur. Ein Jahr später wurde bereits der Begriff Aromatherapie in einem weiteren Werk von ihm geprägt.

Die klassische Aromatherapie ist die Behandlung mit ätherischen Ölen von Krankheiten und auch von Störungen in Hinsicht auf die Befindlichkeit. Der Name Duftmedizin ist also im Prinzip nichts anderes, als die eigentliche Aromatherapie, die wiederum eine Form der Pflanzenheilkunde ist. Als Aromatherapie könnte man übrigens auch Massageöle bezeichnen, bestimmte Badezusätze sowie natürlich auch Duftlampen und Duftsteine.

Durch die Duftstoffe wird vorwiegend unser Geruchssinn angeregt, weshalb es bei der Anwendung auch zu verschiedenen Sinneswahrnehmungen kommt. Dazu zählen beispielsweise die reflektorische Beeinflussung auf unsere Körperfunktionen, bestimmte Erinnerungen und selbstverständlich auch positive Gefühle. Bei professionellen Massagen der Aromatherapie sind deshalb nicht nur Anatomiekenntnisse erforderlich, sondern auch Wissen um die einzelnen Eigenschaften der verwendeten Öle.

Ätherische Öle eignen sich aber auch zur Inhalation gegen Erkältungen oder auch für die Einnahme. Dadurch haben sie eine direkte Wirkung auf unsere Organe. Wir gehen in den nächsten Kapiteln natürlich noch genauer auf die jeweiligen Eigenschaften der wichtigsten ätherischen Öle ein.

2 Wie können Düfte unseren Körper beeinflussen?

Unser Geruchssinn oder auch unsere olfaktorische Wahrnehmung ist sehr wichtig, da uns dieser Sinn vor gefährlichen Situationen schützen kann. Da er aber auch eng mit unseren Gefühlen verbunden ist, verbinden wir ganz automatisch die unterschiedlichsten Stimmungen oder Situationen mit spezifischen Duftstoffen. Gefahren sind beispielsweise verdorbene Lebensmittel, die bekannterweise stinken oder auch der warnende Geruch, wenn es irgendwo ganz in der Nähe brennt. Wenn wir einen bestimmten Duft riechen, dann werden aber auch schöne Erinnerungen geweckt, wie zum Beispiel bei frisch gemähten Gras an unsere glückliche unbeschwerte Kindheit oder bei einem intensiven Vanillegeruch, die Besuche bei der Lieblingsoma, die für uns extra einen frisch gebackenen Kuchen auf den Tisch zauberte.

Schon winzige Duftmoleküle sind ausreichend, um einen bestimmten Geruch wahrzunehmen. Beim Einatmen gelangen diese Moleküle dann in die obere Nasenhöhle, auf die sogenannte Riechschleimhaut. Unser Körper besitzt mehrere Rezeptoren, also Empfangszellen. Die Geruchsstoffe werden an die Empfangszellen der Riechzellen gebunden. Riechzellen sind mit Härchen versetzte Sinneszellen in den oberen Nasengängen. Alle Arten von Aromastoffen werden von diesen Zellen registriert und dann an die Großhirnrinde weitergeleitet. Wir können in unserem Gedächtnis um die 10.000 Düfte speichern und deshalb auch ziemlich gut unterscheiden. Diese Fähigkeit kommt allerdings in der Regel nur wirklich sehr geübten Nasen zu Gute, wie das bei Parfümeuren der Fall ist. Ansonsten kann man sich übrigens einen guten Riecher durchaus mit etwas Übung auch antrainieren.

Über die Riechnerven werden vereinfacht ausgedrückt, die Geruchsinformationen an das Gehirn weitergeleitet, weshalb auch sehr viele Gerüche mit bestimmten Gefühlen in Verbindung stehen. Haben wir uns beispielsweise mit einem Getränk oder einem Lebensmittel einmal den Magen verdorben, dann finden wir diesen Geruch auch noch nach vielen Monaten (oder sogar Jahren), so richtig eklig und abstoßend. Auch der typische Geruch von Desinfektionsmitteln wird uns sicherlich sofort an einem Aufenthalt im Krankenhaus erinnern.

Übrigens ist der Geruchssinn schon bei der Geburt fast komplett ausgebildet. Ansonsten ist die Wahrnehmung von Duft durch den Hormonstatus ziemlich stark beeinflusst sowie natürlich auch von der Motivation. Bei hohen Östrogenwerten liegt meistens auch eine intensive Geruchssensibilität vor. Die Motivation oder der Zustand wird beispielsweise beeinflusst, wenn wir uns satt gegessen haben und deshalb auf den Geruch von einem frisch gebackenem Kuchen ganz anders reagieren, als wenn wir Hunger haben. Geruchswahrnehmungen lassen sich allerdings nicht wie beim Geschmack deutlich abgrenzen, weshalb sie in Duftklassen zusammengefasst werden. Ansonsten spielt natürlich auch die Konzentration von einem Duftstoff eine wichtige Rolle, da die Wahrnehmungsschwelle meistens erst ab einer zehnfachen Konzentration erkennbar wird. Allerdings variiert diese Wahrnehmungsschwelle auch je nach den Stoffen. Besonders bei extrem unangenehmen Gerüchen ist sie sehr niedrig. Erwähnenswert ist aber auch noch, dass wir bei niedrigen Temperaturen und bei einer geringen Luftfeuchtigkeit deutlich schlechter riechen können, als bei hohen Werten. Auch wird ein Geruch viel schwächer aufgenommen, wenn wir ihm länger ausgesetzt sind. Verändert sich der vorhandene Geruch nicht mehr, dann werden von den Riechzellen auch keine neuen Nervenimpulse an das Gehirn weitergeleitet, da er im Prinzip auch keine wichtigen Informationen mehr anbietet. Dies ist auch der Grund, warum es Duftmischungen gibt, auf die wir dann ebenfalls noch etwas genauer eingehen werden.

Fest steht bis jetzt auf jeden Fall, dass die Duftmedizin mit dem Geruchssinn mehr als deutlich in einer sehr engen Verbindung steht.

3. Ätherische Öle von A bis Z

Ätherische Öle für die Duftmedizin sind Extrakte aus Pflanzen. Mit diesen Düften können die Pflanzen gefährliche Schädlinge abwehren oder natürlich auch Insekten wie Bienen anlocken. Gewonnen wird das Öl aus unterschiedlichen Teilen, also aus den Blättern und Blüten, Stängeln, aus den Wurzeln oder auch aus der Rinde von Bäumen und Büschen. Es handelt sich bei den ätherischen Ölen um flüchtiges Öl, da der Duft auch schnell wieder verschwindet und übrigens auch keine typischen Fettflecken hinterlässt, wie das bei den herkömmlichen fetten Ölen der Fall ist. Sie sind kaum wasserlöslich, aber dafür sehr duftintensiv. Der Begriff „ätherisch" bedeutet übrigens flüchtig oder ätherhaltig.

Bekannte ätherische Öle in der Duftmedizin sind unter anderen Eukalyptus, Fenchel, Kamille und auch das Kiefernöl. Sie kommen aber nicht nur in der Aromatherapie zum Einsatz, sondern auch als Heilmittel gegen schlechte Wundhandlung und bei Schmerzen. Auch sind sie in vielen Pflegeprodukten enthalten und werden für selbstgemachte Parfums verwendet. Die Herstellung ist allerdings sehr aufwendig, da je nach Pflanzenstoff zwischen 150 und 5.000 Kilogramm Blätter oder Blüten verwendet werden. Eines der teuersten Öle ist deshalb auch das fantastische Rosenöl, bei dem etwa fünf Tonnen frische Rosenblüten für die Herstellung von nur einem Liter benötigt werden. Dafür allerdings ist bereits ein Tropfen für die Aromatherapie ausreichend. Ansonsten gibt es natürlich auch verdünnte ätherische Öle, die deshalb auch viel preiswerter sind.

Die Wasserdampfdestillation ist das gebräuchlichste Verfahren, um diese kostbaren Öle herzustellen. Das Pflanzenmaterial wird hierzu erst einmal verkleinert. In einem geschlossenen Brennkessel kommt dann heißer Wasserdampf zum Einsatz, damit das Öl aus den Pflanzenstoffen gelöst werden kann. Anschließend wird dann dieses Gemisch aus Wasser und Öl kondensiert, so dass reines ätherisches Öl entsteht. Allerdings ist dieses Verfahren auch nicht unbedingt für alle Duftstoffe geeignet, da Zitrusöle beispielsweise durch Kaltpressungen hergestellt werden und bei ätherischen Ölen aus Blüten vorwiegend die Extraktion vorgenommen wird, da es sich bei den Blüten um besonders empfindliches Material handelt. Bei diesem Vorgang werden die verwendeten Stoffe in ein Lösungsmittel gelegt, so dass dabei nicht nur die Duftstoffe entzogen werden, sondern auch die enthaltenen Farbstoffe und die pflanzlichen Wachse. Anschließend muss dann natürlich auch das benutzte Lösungsmittel gegebenenfalls sogar mehrmals destilliert werden. Übrigens benutzen schon die alten Ägypter die Destillationsprozesse, wobei vor allem das Zedernöl bevorzugt zum Einsatz kam.

Man geht davon aus, dass es rund 350.000 verschiedene Pflanzen gibt, von denen über 2.000 Sorten zu der Pflanzengruppe gehören, aus denen ätherische Öle hergestellt werden können. Allerdings lohnt sich natürlich nicht bei allen Pflanzen die kommerzielle Verwertung, da sie zu wenig nützliche Stoffe beinhalten. In der Regel enthalten die meisten Duftpflanzen durchschnittlich nur ein Prozent ätherisches Öl. Beim Kauf von ätherischen Ölen ist darauf zu achten, dass es sich auch wirklich um reine Produkte handelt, da in vielen Fällen das ätherische Öl auch verdünnt wird und gegebenenfalls noch zusätzlich mit synthetischen Stoffen untersetzt wird, weshalb die Wirkung auch nicht die gleiche ist. Es ist deshalb unbedingt vor dem Kauf auf das angebrachte Etikett zu achten, was in der Regel gute Auskunft über die Pflanzenqualität gibt.

Die Anwendung von hochkonzentrierten Ölen sollte verdünnt erfolgen, da manche Menschen gegebenenfalls auf bestimmte ätherische Öle allergisch reagieren können. Die Verträglichkeit lässt sich testen, indem man eine kleine Hautstelle mit dem Öl berührt und dann ca. zehn Minuten lang auf eine Reaktion wartet. Kommt es zu Jucken oder Rötungen auf der Haut, dann sollte man sich lieber für ein anderes ätherisches Öl entscheiden. Es gibt wirklich genug zur Auswahl.

Die wichtigsten ätherischen Öle in der Duftmedizin

- Angelika oder Engelwurz
- Anis
- Basilikium
- Beifuß
- Bergamotte
- Birke
- Calendula
- Citronella
- Dill
- Enzian

DUFTMEDIZIN FÜR ANFÄNGER

- Eukalyptus
- Fenchel
- Fichte
- Geranie
- Grapefruit
- Honig
- Immortelle
- Ingwer
- Jasmin
- Kakao
- Kamille
- Kampfer
- Kardamom
- Kiefer
- Koriander
- Kümmel
- Lavendel
- Majoran
- Melisse

- Minze
- Muskatnuss
- Myrrhe
- Narde
- Nelke
- Neroli
- Orange
- Oregano
- Palo Santo
- Patchouli
- Rose
- Rosmarin
- Salbei
- Sandelholz
- Teebaum
- Thymian
- Vanille
- Veilchen

- Wacholder
- Weihrauch
- Ylang-Ylang
- Zeder
- Zimt
- Zitrone
- Zypresse

Angelika

Der würzige Duft vom Engelkraut oder Angelika ist ideal für Bäder, Kompressen, als Balsam oder auch als Massageöl und für Duftlampen. Weltweit sind von dieser Pflanze rund 100 Arten bekannt. Die Angelika zählt zur Familie der Apiaceae, also zu den Doldenblütlern. Zu ihren wertvollen Eigenschaften zählen die antiseptische und blutreinigende Wirkung, aber in der Duftmedizin wirkt sie auch herzstärkend, durchblutungsfördernd und krampflösend. Sie kann auch bei Grippe, Angina, Erschöpfungszuständen und bei Magenbeschwerden angewendet werden. Das ätherische Öl der Angelika hat eine beruhigende und stabilisierende Wirkung auf die Seele. Dieser Pflanzenstoff war übrigens ein wichtiges Heilmittel gegen Pest und Cholera. In der Duftmedizin sollte er aber nicht länger als drei Wochen angewendet werden.

Anis

Der süßlich riechende Duft von Anis kommt in der Duftmedizin ebenfalls bei allen Anwendungsarten zum Einsatz. Das ätherische Öl wird aus den Früchten gewonnen. Es hat krampf- und schleimlösende Eigenschaften, weshalb man dieses Öl in verdünnter Form auch für einen stark verkrampften Bauch zum Einreiben benützen kann. Auf die Seele wirkt es anregend. In der Aromatherapie wird das Anisöl aber auch bei geschwollenen Händen und Füßen verwendet, bei Atembeschwerden, zur Behandlung von Husten und Bronchitis sowie auch bei Lungenkrankheiten und Magenproblemen. Bei Stillenden wirkt der Anis übrigens unterstützend auf die Milchproduktion. Zum Stillen eignet sich der Anis in Tees, zusammen mit Fenchel und Kümmel. Zum Einreiben wird dieses ätherische Öl mit fetten Ölen verdünnt. Zum Inhalieren sind fünf Tropfen mit einem halben Liter Wasser empfehlenswert. Innerlich darf Anisöl nicht unverdünnt eingenommen werden.

Basilikium

Das würzige Aroma vom Basilikum kommt bei uns vorwiegend in der Küche zum Einsatz. In der Duftmedizin hat er blutreinigende und krampflösende Eigenschaften. Diese Heilpflanze stärkt aber auch die Verdauungsorgane und ist gut für die Nerven. Vor allem in der Frauenheilkunde kommt Basilikum häufig zum Einsatz, da er unter anderem auch Migräneanfälle lindern kann. Für die Herstellung vom ätherischen Öl werden hauptsächlich die Blütenspitzen und auch die Blätter verwendet. Es ist empfehlenswert bei verschleimten Atem, Bronchitis, Keuchhusten und Lungenkrankheiten. Basilikum eignet sich aber auch bei Darmkrankheiten, Schlafstörungen, Muskelkrämpfen, Nervosität und bei Verstauchungen. Angeblich soll dieses Heilkraut sogar eine aphrodisierende Wirkung haben. Ansonsten hilft das Basilikumöl auch gegen Insektenstiche. Es kann auch extern angewendet werden, als Tee oder in Duftlampen und Duftsteinen.

Beifuß

Das ätherische Beifußöl riecht bitter und würzig. Die alten Germanen nannten diese Heilpflanze Mugwurz, was mit Machtwurz vergleichbar ist. Zur Herstellung werden die Wurzeln und auch die getrockneten Blätter verwendet. In der Homöopathie ist Beifuß schon lange ein beliebtes Mittel gegen Depressionen und Kopfschmerzen. Auf unsere Seele hat dieses Öl eine beruhigende und entspannende Wirkung. Es ist ideal, um Verspannungen und Ängste mit diesem Aroma abzubauen. Das ätherische Öl in der externen Anwendung eignet sich für Waschungen, als Badezusatz oder auch für Kompressen bei Hautparasiten und Entzündungen. Ansonsten ist Beifuß appetitanregend, fiebersenkend und auch antirheumatisch. Er wird auch zur Magenstärkung verwendet, bei Krämpfen, Lungenentzündungen und Epilepsie.

Bergamotte

Bergamotte hat einen blumigen zitrusähnlichen Duft. Das ätherische Öl für die Duftmedizin wird aus den Früchten vom subtropischen Zitrusbaum gewonnen. Es ist übrigens in vielen Parfüms enthalten. Bergamotte ist aber auch für seine zahlreichen Heilwirkungen bekannt, weshalb das Öl für alle Anwendungsgebiete geeignet ist, also auch als Badezusatz oder in Cremes. Bergamotte-Öl ist antiviral, beruhigend, krampflösend und auch angstlösend. Es eignet sich sehr gut für die Behandlung von Stoffwechselproblemen, für die Atemwege und die Verdauung sowie auch für die Frauenheilkunde und für Blasenleiden. Aber auch Hautprobleme wie Ekzeme oder eitrige Wunden können mit dem ätherischen Bergamotteöl in der Duftmedizin behandelt werden, allerdings nur in verdünnter Form. Bergamotte ist übrigens im Earl Grey Tee und auch im Kölnisch Wasser enthalten. Auf die Seele hat diese Frucht eine antidepressive Wirkung.

Birke

Das ätherische Öl der Birke enthält ein natürliches Schmerzmittel, nicht umsonst wird sie auch schon seit Urzeiten als heiliger Baum angesehen. In der Heilkunde und für die Herstellung von Birkenöl werden hauptsächlich die Blätter oder die zarte Rinde verwendet. Die Anwendungsgebiete in der Duftmedizin sind Hautprobleme wie Ekzeme oder Ausschlag, Gelenkschmerzen, Allergien, Schuppen und Haarausfall sowie auch Blasen- und Nierenbeschwerden. In diesem ätherischen Öl ist ein natürliches Schmerzmittel enthalten, weshalb es auch zur Behandlung von Gicht empfehlenswert ist. Um den Haarwuchs zu unterstützen, kann man die Kopfhaut mit dem verdünnten Öl einreiben. Beim Kauf ist allerdings darauf zu achten, dass es nicht nur Birkenöl gibt, sondern auch Birkenteeröl und Birkenknospenöl. Das Birkenteeröl ist NICHT für die Duftmedizin geeignet, da es vorwiegend als Desinfektionsmittel verwendet wird.

Calendula

Calendula ist auch als Ringelblume bekannt, sie zählt zu den Korbblütlern und ist eine sehr wichtige Heilpflanze. Das ätherische Öl der

Calendula kommt vorwiegend in der Wundheilung zum Einsatz, hilft aber auch bei Regelschmerzen sowie bei Magen- und Darmbeschwerden. Der leicht zitronenartige Duft hat auf die Seele einen vitalisierenden und positiven Effekt. Das Calendulaöl ist hautschonend und schmerzlindernd. Für die innere Anwendung sind drei Tropfen in einem Glas mit Wasser ausreichend, um damit schlecht heilende Wunden im Rachenbereich zu behandeln. Aber auch in Kompressenform ist es ein gutes Mittel bei Hautenzündungen oder Flechten. Da es in der Regel sehr gut verträglich ist, kann das Calendulaöl in der Duftmedizin auch bei Allergikern oder bei Kindern verwendet werden.

Citronella

Bei diesem ätherischen Öl handelt es sich um die Substanz vom Zitronengras. Das Aroma ist frisch und zitronenähnlich, weshalb es seelische Verkrampfungen sehr gut lösen kann. Die Anwendungsmöglichkeiten von Citronella sind vielseitig, da es in der Duftlampe beispielsweise unangenehmem Tabakgeruch entgegenwirkt oder auch Küchengerüchen. Auch ist es ein hervorragender Mücken- und Insektenschutz. Ansonsten ist das Citronellaöl auch für seine antibakterielle und blutreinigende Wirkung bekannt. Es kommt für die innere Anwendung häufig bei Schnupfen und Stirnhöhlenkatarrh zum Einsatz, wobei man vier bis fünf Tropfen in einem Glas mit Wasser auflöst und diese Mischung mehrmals am Tag einnimmt. Äußerlich kann das Citronellaöl auch für die Behandlung von Schweißfüßen verwendet werden.

Dill

Der Dill ist nicht nur ein beliebtes Küchenkraut, sondern diese Pflanze ist auch ein gutes Heilmittel für die Duftmedizin. Für die Herstellung von ätherischem Öl werden der Samen und das Kraut verwendet. Dill beruhigt die Nerven, entspannt und stärkt das angeschlagene Gemüt. Es löst den zähen Schleim der Atemwege, hilft gegen Würmer und bei Verdauungsbeschwerden, bei Erbrechen und auch gegen Schluckauf. Für Kinder ist es bei Koliken oder Blähungen ein empfehlenswertes Öl für Massagen. Bei der inneren Anwendung in der Duftmedizin wird das Dillöl bei Magen- und Darmerkrankungen eingesetzt sowie zum Entschlacken und Entwässern. Ätherisches Dillöl eignet sich übrigens auch als Badezusatz bei Menstruationsbeschwerden und bei Magen- und Darm-Koliken. Schwangere und Babys sollten allerdings von der Anwendung von Dillöl absehen.

Enzian

Für nur einen Liter Enzianöl werden rund 200 Kilogramm Enzianwurzeln benötigt. Allerdings ist in medizinischer Hinsicht der gelbe Enzian eindeutig besser. Das ätherische Öl wirkt bei Atemwegsentzündungen und Nasennebenhöhlenproblemen schleimlösend. Aber es hilft auch bei Appetitlosigkeit, Verdauungsproblemen, Leberbeschwerden und bei Gallenstörungen. Für die innere Anwendung sind zwei Tropfen in einem Glas ausreichend. Auf unsere Seele hat der Enzian eine sehr Zuversicht stiftende Wirkung. Für Schwangere ist das Enzianöl nicht geeignet und eine Überdosierung kann auch zu Kopfschmerzen und Magenreizungen führen.

Eukalyptus

Eukalyptus ist bekannt für seinen kampferähnlichen intensiven Geruch. Dieses beliebte ätherische Öl eignet sich als Massageöl, als Badezusatz und in der Sauna, für Kompressen, zur Inhalation und natürlich auch für Duftlampen und Duftsteine. Das Eukalyptusöl bei der externen Anwendung lindert Muskelverspannungen und Gelenkschmerzen. Auch befreit es sehr gut die verstopften Atemwege. Eukalyptus hat eine desinfizierende, antiseptische und fiebersenkende Wirkung. Diese Heilpflanze wirkt sich aber auch konzentrationsfördernd auf die Seele aus. Zu seinen Anwendungsgebieten in der Duftmedizin zählen Wundbehandlung, Grippe, Angina und Asthma, Migräne, Rheumatismus und Muskelkater sowie auch Verstauchungen und Verrenkungen. Aber auch für schmerzhafte Harnbeschwerden ist das ätherische Eukalyptusöl sehr gut geeignet.

Fenchel

Die großartige Wirkung von Fenchel ist schon in der altchinesischen Heilkunde beschrieben. Er hat eine stark entkrampfende Wirkung und eignet sich daher gut gegen Blähungen und Problemen der Atemwege. Auf die Seele hat der Fenchel eine entspannende Wirkung. Für die Herstellung von ätherischem Öl werden hauptsächlich die samenähnlichen Früchte sowie auch die Wurzel verwendet. Fenchel war übrigens die Arzneipflanze 2009. Der Fenchel eignet sich für die innerliche Anwendung als Tee sowie auch zum Einreiben. Er hilft bei Appetitlosigkeit und Magenbeschwerden, bei Lungenkrankheiten und Schlafstörungen, stärkt die Nerven und fördert auch die Milchproduktion bei Stillenden. Aber auch bei Verrenkungen oder Verstauchungen eignet sich das verdünnte Fenchelöl in der Duftmedizin sehr gut zum Einreiben.

Fichte

Das Fichtenöl sorgt nicht nur in der Duftlampe für ein würzig angenehmes Aroma, sondern es hat auch sehr gute medizinische Eigenschaften. Vor allem bei Lungenerkrankungen ist es ein beliebtes Mittel, um die Lunge beim Inhalieren zu reinigen. Aber auch als Tinktur kann es helfen, unsere Atemorgane zu desinfizieren. Ansonsten dürfte die Wirkung der Fichtennadel auch durch den Franzbranntwein bekannt sein, also für die Behandlung von Durchblutungsstörungen. Auf unsere Seele wirkt das ätherische Fichtenöl anregend. Es kommt in der Duftmedizin aber auch bei Hexenschuss erfolgreich zum Einsatz, bei Schweißfüßen, Leberleiden, Gicht sowie auch bei Nierenproblemen und Gallensteinen. Fichtenöl eignet sich auch für Kompressen, Cremes, als Badezusatz und in der Sauna. In Form von Tee kann das Öl auch bei Lungenentzündungen eine positive Wirkung entfalten.

Geranie

Die Geranie zählt ebenfalls zu den wichtigsten ätherischen Ölen. Das Öl für die Duftmedizin wird allerdings vorwiegend aus der Rosengeranie hergestellt, da insgesamt über 500 verschiedene Arten bekannt sind. Der Duft ist den Rosen sehr ähnlich, weshalb es auch eine beliebte und vor allem preiswerte Alternative für das teure Rosenöl ist. Das ätherische Geranienöl kann die Nebennierenrinde stimulieren, weshalb es sich auch sehr gut für hormonelle Frauenbeschwerden eignet und auch als Hormonregulator bekannt ist. Auf die Seele wirkt das

Geranienöl ausgleichend und hellt die Stimmung auf. In der Duftmedizin kommt es auch bei Augenentzündungen zum Einsatz, bei Darmproblemen, Hautkrankheiten, Neuralgien und für die Behandlung von Wunden. Das Geranienöl hat eine anti-entzündliche, blutstillende und hautpflegende Wirkung, bei der auch die Wundheilung sehr gut unterstützt wird. In der Schwangerschaft sollte dieses ätherische Öl allerdings nicht angewendet werden.

Grapefruit

Die Grapefruit ist bekannt dafür, dass sie ein gutes Hausmittel gegen fettige Haut und Haare ist, weshalb das Öl auch in sehr vielen Pflegeprodukten enthalten ist. In der Duftmedizin als ätherisches Öl wirkt die Grapefruit reinigend und entzündungshemmend. Es eignet sich hervorragend bei rheumatischen Beschwerden, da es bei der externen Anwendung die geschwollenen und schmerzenden Gelenke lindern kann. Das Grapefruitöl wirkt anregend und sorgt für Wärme. Dadurch fällt es uns auch in seelischer Hinsicht viel leichter, von negativen Gefühlen loszulassen. Ansonsten kann das intensive Aroma auch ausgezeichnet schlechte Gerüche verdecken. Durch die adstringierende Wirkung ist es auch ein sehr guter Heilstoff für die Haut und für ein straffendes Bindegewebe. Einsatzgebiete vom Grapefruitöl sind aber auch Ödeme, Leberbeschwerden, Depressionen, Alzheimer und Übergewicht.

Honig

Honig hat ein warmes süßliches Aroma und ist als ätherisches Öl für die Behandlung von entzündeter oder empfindlicher Haut sehr gut geeignet. Es hat eine beruhigende und ausgleichende Wirkung und lässt die Haut auch wieder frisch und jung aussehen. Honig in der Duftmedizin kommt vorwiegend noch mit anderen Duftnoten zum Einsatz. Das Honigöl eignet sich für herrlich entspannende Aromabäder oder auch zusammen mit Vanille oder Zimtöl für die Duftlampen. Auch auf unsere Seele kann das ätherische Honigöl zur Beruhigung und Entspannung beitragen. Das Öl wird übrigens aus den Bienenwachswaben hergestellt. Ansonsten gehen wir dann später noch genauer auf den Gebrauch der Duftlampen ein.

Immortelle

Die Immortellepflanze hat ein holzig warmes Aroma, ähnlich wie das Currygewürz. Sie wächst vorwiegend in der Mittelmeerregion an steinigen Küsten und ist auch unter dem Namen Strohblume bekannt. Bei der Immortelle handelt es sich um eine sehr gute Heilpflanze, die bei Furunkeln, Blutergüssen, Abszessen und Schuppenflechten hervorragend in der Duftmedizin zum Einsatz kommt. Das ätherische Immortellenöl hat auch eine lymphflussanregende, antivirale und schmerzstillende Wirkung, weshalb es sich auch zur Behandlung gegen Kopfschmerzen und Neuralgien eignet. Aber auch Zerrungen und Verstauchungen kann man mit diesem Öl extern sehr gut behandeln. Das Immortellenöl hat auf unsere Seele eine sehr beruhigende Wirkung, weshalb es in der Duftlampe für eine besonders gut entspannte und angenehme Atmosphäre sorgt. Das Öl ist aber auch für Bäder, Massagen und als Balsam gut geeignet.

Ingwer

Ingwer ist ein beliebtes Gewürz für Currygerichte, Lebkuchen und mittlerweile auch für alle Arten von Gesundheitstees. Das ätherische Öl vom Ingwer wird aus der Wurzel hergestellt und lässt sich sehr vielseitig anwenden. Es kommt als Massageöl zum Einsatz, in Cremes, Kompressen und natürlich auch in Duftlampen oder Duftsteinen. Der Geruch vom Ingwer regt die Seele an, deshalb wird er auch bei Antriebslosigkeit und Erschöpfungszuständen verwendet. Das Ingweröl hat eine sehr gute schleimlösende und entzündungshemmende Wirkung, es hilft aber auch bei Muskelschmerzen, Rheuma und Arthritis. Das Öl sollte innerlich nicht ohne ärztliche Aufsicht angewendet werden. Für Anfänger in der Duftmedizin eignen sich deshalb die Teepräparate mit Ingwer deutlich besser. In der Duftlampe sorgt der Ingwer für die typische orientalische Atmosphäre, die angenehm anregend und gleichzeitig auch noch sehr entspannend ist.

Jasmin

Der Jasmin zählt mit zu den edelsten Düften der Welt und steht in enger Verbindung mit der Sinnlichkeit und der Weiblichkeit. Das Aroma ist intensiv blumig, weshalb es auch in den teuersten Parfums enthalten ist. Bei den reinen ätherischen Ölen ist der Duft sehr kräftig, so dass beispielsweise bereits ein Tropfen für eine Massagemischung bereits mehr als ausreichend sein kann. Jasminöl wirkt extrem anregend und hautpflegend. Auf unsere Seele hat dieses kostbare Aroma eine aphrodisierende und harmonisierende Wirkung. In der Duftmedizin wird es zur Behandlung von Frigidität, Wechseljahresbeschwerden, Geburtsvorbereitungen, Muskel- und Gliederschmerzen sowie auch bei Hautproblemen verwendet. Aber auch bei psychischen Ursachen wie Angstzuständen, depressive Verstimmungen und bei mangelndem Selbstvertrauen ist das ätherische Jasminöl eine gute Therapie. Jasminöl in der Duftlampe oder im Aromabad regen die Sinnlichkeit an.

<u>Kakao</u>

Kakao schmeckt nicht nur herrlich, sondern er riecht auch fantastisch. In der Duftmedizin kann er die Wirkung von anderen ätherischen Ölen wie beispielsweise Honig, Zimt oder Vanille besonders gut verstärken. Das Kakaoöl wird aus den Bohnen hergestellt. Es eignet sich gut für Massagen, entspannende Bäder, für die innere Anwendung und selbstverständlich auch für Duftlampen. Einige Tropfen Kakaoöl in einem Glas mit lauwarmen Wasser hilft sehr gut gegen Stress und auch gegen Appetitlosigkeit. Der Kakaogeruch wirkt wärmend und sehr beruhigend, da er so richtig gut zum Kuscheln einlädt und uns das Gefühl von Liebe und Geborgenheit geben kann.

<u>Kamille</u>

Die Kamille ist sicherlich jedem von uns als vielseitiges Hausmittel bekannt. Das ätherische Kamilleöl sollte deshalb auch unbedingt ein wichtiger Bestandteil der Hausapotheke in der Duftmedizin sein. Kamilleöl lindert Entzündungen und unterstützt die Wundheilung, es wirkt krampflösend und schmerzstillend und kann auch noch das Verdauungssystem unterstützen. Das Kamillearoma hat eine beruhigende Wirkung, weshalb es uns gegen negative Gefühle hilft, also gegen Frustration, Wut und auch gegen Stress. Für die innere Anwendung sind drei bis fünf Tropfen Kamilleöl bereits ausreichend, um Linderung bei Magenkrämpfen, Keuchhusten oder auch bei starken Verspannungen zu schaffen. Bei der äußerlichen Anwendung sind so gut wie keine Grenzen gesetzt, da das Kamilleöl ein sogenanntes Allheilmittel in der Duftmedizin ist und sogar noch blondes Haar aufhellen kann. Das Kamilleöl kann in der externen Anwendung für Augenprobleme verwendet werden, Hautprobleme, Schlafstörungen, alle Arten von Entzündungen, Koliken, Migräne und Menstruationsbeschwerden, bei Ohrenschmerzen, Rheuma und auch bei Nierenentzündungen. Das Kamilleöl eignet sich übrigens auch sehr gut für andere Duftmischungen.

Kampfer

Kampfer ist in Asien schon seit Urzeiten ein sehr beliebtes Heilmittel. Das ätherische Öl wird aus dem Holz der Rinde und aus den Blättern gewonnen. Das Aroma vom Kampferöl ist eher streng und ähnelt dem Eukalyptus. Allerdings ist Kampferöl nicht für Schwangere oder für Kleinkinder geeignet, da es eine hautreizende Wirkung besitzt. In der Duftlampe sind schon wenige Tropfen ausreichend, um die Atemwege zu befreien und Abgespanntheit zu lindern. Kampfer kommt in der Duftmedizin aber auch bei Hautproblemen und Geschwüren zum Einsatz, bei Grippe und Lungenentzündung, bei Herzschwäche, Magen- und Darmproblemen, bei Pilzinfektionen, Rheuma und auch bei schwacher Harnproduktion. Kampferöl wirkt gleichzeitig kühlend und sorgt für ein gutes Wärmegefühl, weshalb es beispielsweise als Aromabad ausgezeichnet gegen Grippe und Erkältungen ist. Da der Geruch vom Kampferöl Atmung und Herz anregt, sind ein bis zwei Tropfen ausreichend auf einem Taschentuch, um bei Kreislaufversagen daran zu riechen.

Kardamom

Kardamom war schon im Altertum ein beliebtes Heilmittel gegen Lähmung und Epilepsie. Jahre später wurde diese Pflanze als Diuretikum und bei Herzerkrankungen verwendet. Für die Herstellung vom ätherischen Öl werden die Samenkapseln von dieser krautigen Staude verwendet. Kardamomöl hat einen warmen und würzigen Geruch, weshalb dieses Aroma eine harmonisierende Wirkung hat, da es zur Ruhe und herrlicher Entspannung beiträgt. In der Duftmedizin kommt das ätherische Kardamomöl in Bauchmassagen gegen Blähungen zum Einsatz, bei Menstruationsbeschwerden und während der Wechseljahre sowie auch bei Wassereinlagerungen. Das Öl löst aber auch Krämpfe und Verschleimung und eignet sich auch sehr gut zur Desinfizierung. Es lässt sich übrigens auch sehr gut für die Mundpflege einsetzen, da es bei der innerlichen Anwendung die Schleimhäute nicht reizt. Täglich drei bis fünf Tropfen mit Wasser helfen auch bei Verdauungsstörungen, Sodbrennen, Kopfschmerzen und unterstützen die Durchblutung. Desweiteren ist Kardamomöl ein ausgezeichneter Zusatz für ein stimmungshebendes Aromabad.

Kiefer

Das Kiefernöl für die Duftmedizin wird aus den Kiefernnadeln hergestellt. Das ätherische Öl hat eine sehr belebende Wirkung und hilft, die verschleimten Atemwege wieder zu befreien. Als Massageöl lindert es Muskel- und Gelenkschmerzen, zwei Tropfen sind für die Ölmischung in der Regel schon ausreichend. Das Kiefernöl hat eine antibakterielle, blutreinigende und schmerzstillende Wirkung. Es wirkt stimulierend auf unsere Nierenrinde. In der Duftmedizin wird dieses Öl aber auch häufig zur Behandlung von Impotenz und Infekten verwendet. Ansonsten ist Kiefernöl auch empfehlenswert bei Nasenbluten, bei Atemwegserkrankungen, Hexenschuss und auch bei Hautproblemen und Blutergüssen. Das Aroma in einer Duftlampe erinnert an einen harzigen, angenehm frischen Waldduft und vitalisiert unsere Seele.

Koriander

Koriander ist eines der ältesten Gewürze und wurde früher häufig bei Menstruationsbeschwerden und in der Geburtshilfe verwendet. Das ätherische Korianderöl kommt in der Duftmedizin vorwiegend in Kompressenform und bei Bädern zum Einsatz. Der Duft ist herb und würzig, aber auf unsere Seele hat es eine herrlich entspannende Wirkung. In der Heilkunde wird dem Koriander auch eine aphrodisierende Wirkung zugesprochen, gegebenenfalls sollte man es einfach einmal ausprobieren, da keine Nebeneffekte bekannt sind. Korianderöl wird in der Aromatherapie bei Magenbeschwerden verwendet, um das Immunsystem zu stärken sowie auch als schmerzlinderndes und belebendes Heilmittel. Auch gegen Rheuma und Gelenkschmerzen kann Korianderöl beim Einreiben sehr gut helfen.

Kümmel

Kümmel ist ebenfalls in der Duftmedizin ein wichtiger Bestandteil, da er vorwiegend bei Frauenbeschwerden zu Einsatz kommt, bei Husten und auch bei Verdauungsproblemen und Blähungen. Für Verdauungsbeschwerden oder verstopften Atemwegen ist das Kümmelöl für Massagen empfehlenswert. Da es allerdings auch hautreizend sein kann, sollte man vor der Anwendung erst einmal die Verträglichkeit testen und während der Schwangerschaft auf dieses ätherische Öl verzichten. Das Aroma vom Kümmelöl ist mild, würzig und auch etwas süßlich, der Duft trägt zu einer guten Entspannung bei. Ansonsten ist das Öl auch empfehlenswert bei Kreislaufschwäche, geschwollenen Händen und Füßen sowie bei Schwindelgefühlen und Übelkeit. Auch die Milchproduktion bei Stillenden kann durch Kümmelöl gefördert werden, wobei allerdings unbedingt auf die Verträglichkeit geachtet werden sollte.

Lavendel

Lavendel war eigentlich schon immer ein sehr beliebter Duftstoff, weshalb auch Wäsche von den Lavendelkissen im Schrank sehr gut profitieren konnte. Das ätherische Lavendelöl ist erfrischend und gleichzeitig auch beruhigend, es kam schon in der Antike als Heilmittel zum Einsatz. Lavendelöl für die Duftmedizin lässt sich vielseitig anwenden. Es ist ideal gegen Kopfschmerzen, Migräne, depressive Stimmung, Nervosität, bei Muskelkater, Rheuma und auch bei Hautbeschwerden. Für die Herstellung vom Öl wird in der Regel die gesamte Pflanze verwendet, für nur einen Liter werden rund 150 Kilogramm Lavendel benötigt. Lavendelöl hat einen milden und blumigen Duft, der die Nerven stärkt und stressabbauend wirkt. Es hat eine ausgezeichnete Heilkraft und ist ein sehr gutes Hausmittel bei Verbrennungen, weshalb es ebenfalls in Ihrer Notapotheke für die Duftmedizin nicht fehlen sollte. Nur zwei Tropfen mit Wasser können auch bei Grippe und Fieber helfen, bei Krämpfen, Atemwegserkrankungen und auch bei einer starken Reizbarkeit. In der professionellen Duftmedizin wird es auch zur Behandlung von Lähmungsfolgen, Hysterie und Epilepsie verwendet. Für die Duftlampe ist das Lavandelöl natürlich auch sehr gut geeignet, da es zusammen mit Kamillenöl für einen besseren Schlaf sorgen kann.

Melisse

Der spritzig frische Duft der Melisse kommt im ätherischen Öl besonders gut zum Ausdruck. Er hat eine stärkende Wirkung auf unsere Seele und hilft auch gegen Kopfschmerzen. Für nur einen Liter reines Melissenöl werden mindestens fünf Tonnen der Blätter benötigt, weshalb das ätherische Öl auch mit Citronella oder einem anderen ähnlichen Zitrusduft versetzt sein kann. Melissenöl wird in der Duftmedizin bei nervöser Unruhe angewendet, bei Wechseljahresbeschwerden, Muskelkrämpfen und auch bei Nesselsucht. Auf unsere Psyche hat das Öl ebenfalls eine gute Wirkung, um Herzklopfen zu lindern oder um Angstzustände besser überwinden zu können. Der Duft ist deshalb auch bei Albträumen und bei starken Gefühlsschwankungen empfehlenswert. Melissenöl eignet sich für Aromabäder, als Massageöl, Kompressen oder auch zur Inhalation und für die Duftlampen.

Minze

Der frische Geruch der Minze ist mentholähnlich. Für die Herstellung vom ätherischen Öl werden die Blätter verwendet. Auf unsere Seele hat die Minze einen anregenden und sehr erfrischenden Effekt, der in der Duftmedizin in allen Anwendungsbereichen zum Einsatz kommt. Das Öl ist durchblutungsfördernd und antiseptisch, weshalb es sich auch für die Wundbehandlung sehr gut eignet. Es hilft gegen Mundgeruch und Atemwegsprobleme, bei Magen- und Darmproblemen, Allergien, Herzbeschwerden, Gliederschmerzen, Ödemen und auch bei Hexenschuss. In der externen Anwendung wird das Minzöl meistens bei Muskel- und Gelenkschmerzen sowie auch bei Kopfschmerzen und Migräne angewendet. Ansonsten trägt das Minzöl auch zu einem stärkeren Immunsystem bei und hilft gegen Übelkeit.

Myrrhe

Myrrhe wurde von den Ägypter zur Einbalsamierung verwendet, aber auch aus der christlichen Geschichte geht hervor, dass es sich bei dieser Substanz um ein wertvolles Heilmittel und ein beliebtes Räucherwerk handelt. Das ätherische Öl wird aus dem Harz hergestellt. Das Aroma ist mit mystisch vergleichbar, aber sehr angenehm, weshalb Myrrhe auch in Parfüms sehr häufig zur Anwendung kommt. In Hinsicht auf unsere Psyche trägt das Myrrheöl zum inneren Frieden bei, es eignet sich hervorragend in Duftlampen zum Meditieren. Ansonsten kann es in der Duftmedizin vielseitig angewendet werden, da es für Bäder empfehlenswert ist, für die Sauna, Kompressen, als Zusatz für das Massageöl sowie auch für die Herstellung von Cremes und selbstgemachten Parfüms. Myrrhe lässt sich übrigens sehr gut mit Patchouli oder mit Orangenöl kombinieren. Ansonsten hat dieses ätherische Öl eine antiseptische und schleimlösende Wirkung. Es eignet sich zur Behandlung von Atemwegsbeschwerden, Darmkrankheiten, Harnbeschwerden, Neuralgien, Hämorrhoiden und für die Wundbehandlung.

Narde

Bei der Narde handelt es sich um ein Baldriangewächs, was ursprünglich aus dem Himalaya stammt. Als Heilpflanze kam sie schon in der

Antike zum Einsatz und wurde auch in alten Sanskriptschriften erwähnt. Das ätherische Nardenöl wirkt entspannend und beruhigend. Es wird bei Schlafstörungen empfohlen, bei Bluthochdruck, Angstgefühlen, Herzbeschwerden sowie auch beim Burnout-Syndrom. Aber auch bei Kopfschmerzen, Infektionen, Parkinson und bei Suchterkrankungen ist das Nardenöl ein beliebtes und effizientes Heilmittel. Es hat eine stresslösende, wundheilende, antibakterielle und antiepileptische Wirkung. Das Aroma ist herb und eine Mischung zwischen süß und bitter. Auch hat das Nardenöl eine kühlende Wirkung. Das ätherische Öl der Indischen Narde ist auch für die innere Einnahme geeignet, indem man zwei Tropfen auf ein kleines Stückchen Brot für den Verzehr gibt.

<u>Nelken</u>

Die Gewürznelken war schon im Mittelalter ein bekanntes Heilmittel gegen Zahnschmerzen, dies ist auch der Grund warum Nelken in vielen Hygieneartikeln für den Mund und Rachen enthalten sind. Aber auch seine ausgezeichnete septische Wirkung war schon lange bekannt. Das ätherische Öl wird hauptsächlich aus den Knospen des Nelkenbaums hergestellt. Schon allein das intensive orientalische Aroma trägt in der Duftlampe zur Entspannung bei. In der Duftmedizin wird das Nelkenöl bei Blähungen und Magen- und Darmbeschwerden verwendet, bei Zahnfleischentzündungen, Neuralgien und zur Gedächtnisstärkung. In der Frauenkunde kann das Nelkenöl zur Gebärmuttersenkung beitragen. Das Öl der Gewürznelken ist schmerzstillend und krampflösend und wird in der Aromatherapie hauptsächlich für Einreibungen empfohlen, für entspannende Bäder sowie auch in Form von Kompressen.

Neroli

Der blumig frische Duft von Neroli wird häufig in Parfüms eingesetzt, aber auch in der Duftmedizin kommt dieses Luxusöl gern zum Einsatz, aufgrund seiner heilenden Wirkung auf den Körper. Neroliöl wird aus den Blüten des Bitterorangenbaumes hergestellt. Da es das Wachstum der Hautzellen unterstützt, handelt es sich dabei um ein empfehlenswertes Öl oder Balsam für die Hautpflege und ganz speziell für die reife Haut. In der Duftlampe ist Neroli ein guter Stimmungsheber, da es gleichzeitig anregt und entspannt und somit auch Stress sehr gut lindern kann. In der Aromatherapie wird das ätherische Neroliöl aber auch zur Behandlung von nervösen Herzbeschwerden und Depressionen verwendet. Das Neroliöl eignet sich für die Parfümherstellung, für Aromabäder, Cremes, als Massageöl und natürlich auch für die Duftlampe und Duftsteine.

Orange

Für die Herstellung von Orangenöl werden im Vergleich zum Neroliöl die Fruchtschalen verwendet. Auf unsere Seele hat dieses beliebte ätherische Öl eine anregende Wirkung, die uns wieder Freude am Leben gibt. Das Orangenöl kann gegebenenfalls bei sehr empfindlicher Haut zu Hautirritationen führen, weshalb es nicht direkt aufgetragen werden sollte. Ansonsten eignet es sich gut für Massageölmischungen, für die Parfümherstellung und natürlich auch in den Duftsteinen. Es hat eine krampflösende und herzstärkende Wirkung, die in der Duftmedizin bei Beschwerden wie Fieber, Nervosität, Schlafstörungen und bei nervösen Herzbeschwerden zum Einsatz kommt. Aber auch für Blasenleiden und Verrenkungen eignet sich das ätherische Orangenöl sehr gut.

Oregano

Oregano ist nicht nur ein sehr beliebtes Küchengewürz, sondern auch als ätherisches Öl in der Duftmedizin ein sehr gutes Heilmittel. Er hat eine herzstärkende und schmerzstillende Wirkung und eignet sich für zahlreiche Anwendungsgebiete. Das Oreganoöl hilft bei Magenbeschwerden und Appetitlosigkeit, es lindert Erkältungen und Lungenkrankheiten, fördert die Menstruation und ist auch ideal bei Verdauungsbeschwerden und Übelkeit. Das Aroma vom Oregano in der Duftlampe wirkt ausgleichend und beruhigend auf unsere Emotionen, es lässt sich auch sehr gut mit Holzölen oder Zitrusölen kombinieren. Asthma und Hustenanfälle können durch das Inhalieren gelindert werden. Oregano im Massageöl ist ein ausgezeichnetes durchblutungsförderndes Mittel bei Gelenkschmerzen. Für die Herstellung wird das blühende Kraut verwendet. Allerdings kann das Oreganoöl auch Wehen auslösen, weshalb es während der Schwangerschaft nicht geeignet ist.

Palo Santo

Palo Santo bedeutet Heiliger Baum, er ist vorwiegend in Südamerika wegen seiner heilenden Wirkung bekannt. Er kommt vor allem als Räucherwerk zur rituellen Reinigung zum Einsatz. In der Duftmedizin allerdings, ist längst bekannt, dass uns der einhüllende Palo-Santo-Geruch neue Lebensfreude und Vertrauen schenkt, je nach Zustand kann er aber auch unsere Sinne verführen. Das Aroma ist sehr intensiv und etwas süßlich. Das Öl eignet sich hervorragend als Badezusatz, als Balsam, Massageöl und in Duftlampen. Die Wirkung ist durchblutungsfördernd und schmerzlindernd, weshalb es sich gut gegen Muskelkater und Verspannungen eignet. Auch Erkältungsbeschwerden können mit Palo Santo gelindert werden, indem man zwei Tropfen auf den Duftstein oder in die Duftlampe gibt. Das Öl hat übrigens auch eine gute entzündungshemmende Wirkung.

Patchouli

Der exotische moschusähnliche Geruch von Patchouli wirkt besonders auf sinnliche Menschen sehr anziehend und hält sehr lange nach. In vielen fremden Kulturen wird Patchouli als Insektenschutz und Desinfektionsmittel verwendet. In der Duftlampe verwendet, „verströmt" das Patchouli-Öl regelrecht Zufriedenheit und Sicherheit. In der Duftmedizin hat dieses ätherische Öl eine sehr gute Wirkung auf die Haut, da es nicht nur entzündungshemmend ist, sondern auch die Haut sehr gut regenerieren hilft. Es wird für die Behandlung von Pilzinfektionen verwendet, für die Wundheilung sowie auch für Frigidität und Impotenz. Auch Kopfschmerzen und Nervosität kann das Patchouliöl lindern. Für die innere Anwendung wirkt es auch fiebersenkend, entwässernd und aphrodisierend. Ansonsten lässt sich Patchouliöl auch in Aromabädern, in Cremes, im Massageöl sowie auch als Parfum zusammen mit anderen ätherischen Ölen anwenden.

Rose

Rosenöl ist wie schon erwähnt, eines der teuersten Öle in der Duftmedizin. Je reiner das Präparat ist, desto höher steigt natürlich auch der

Preis. Das liebliche Aroma kommt in allen Anwendungsgebieten der Aromatherapie zum Einsatz, es hat auf unsere Seele einen sehr guten harmonierenden Effekt. Das ätherische Rosenöl hilft bei der externen Anwendung gegen Ekzeme, Gürtelrose und auch gegen Herpes. In der Duftmedizin wird es vorwiegend für Augenentzündungen verwendet, gegen Allergien, Herzbeschwerden, Hautprobleme und auch bei Verletzungen und Verbrennungen. Rosenöl lässt sich also sehr vielseitig einsetzen, da es auch zur Rekonvaleszenz beiträgt. Es eignet sich hervorragend für entspannende Aromabäder, für Kompressen, zum Massieren und natürlich auch als Parfüm. Rosenöl ist übrigens auch eine gute Hilfe bei trockener und rissiger Haut.

Rosmarin

Rosmarin ist nicht nur ein empfehlenswertes Küchengewürz, sondern war schon in der Antike ein beliebtes Mittel zum Heilen und für religiöse Zeremonien. Das herbe und frische Aroma fördert die Konzentration und wirkt sich stärkend auf unser Bewusstsein aus. Das ätherische Rosmarinöl ist vor allem für Massagen in der Duftmedizin bekannt, da es die Durchblutung fördert und Muskel- oder Gliederschmerzen lindern kann. Das belebende Öl ist aber auch optimal bei Kreuzschmerzen, Ischias und Hexenschuss, bei Leberleiden und Gallenleiden, bei Gefäßverhärtung sowie auch bei Neuralgien. Auch auf die Haut hat dieses Öl eine ausgezeichnete regenerierende Wirkung. Da Rosmarin auch antimykotisch und antiseptisch ist, sollte es in Ihrer Hausapotheke der Duftmedizin für Anfänger nicht fehlen. Es eignet sich auch für Aromabäder, zur Inhalation, für die Zubereitung von Cremes und natürlich auch für die Duftlampe und Duftsteine.

Salbei

Salbei hat einen kampferartigen herben Geruch, der im ätherischen Öl in einer hohen Dosierung allerdings auch giftig sein kann. Innerlich darf es deshalb NICHT angewendet werden. Ansonsten kommt das Salbeiöl in der Duftmedizin vorwiegend in Cremes und natürlich auch in Massageölen zum Einsatz, da es eine krampflindernde und antibakterielle Wirkung hat. Der Effekt auf unsere Seele ist mit belebend beschreibbar, das Aroma kann unser Nervensystem und das Gedächtnis stärken. Ein Tropfen Salbeiöl ist in der Regel für die Duftlampe ausreichend. Mit Wasser vermischt kann dieses ätherische Öl auch auf ein Taschentuch gegeben werden, um damit zu inhalieren. Dadurch finden wir neue Kraft und können auch Stresssituationen besser überwältigen. Allerdings kann eine zu hohe Dosierung auch zu Epilepsie führen, Salbeiöl sollte deshalb sehr vorsichtig verwendet werden. Ansonsten hilft es auch bei Wechseljahresbeschwerden, bei übermäßigem Schwitzen sowie bei Schuppen und Haarausfall.

Sandelholz

Dieses ätherische Öl hat einen einzigartigen, samtigen exotischen Geruch, der für eine sehr angenehme Atmosphäre sorgt. Sandelholz stammt aus Indien und ist auch ein wichtiger Bestandteil von Räucherstäbchen. Es zählt mit zu den spirituellsten Aromen, die es überhaut gibt und wurde sogar in der Sanskritliteratur mehrmals erwähnt. Die Wirkung auf unsere Seele wird als harmonisierend und entspannend, aber trotzdem noch aphrodisierend beschrieben. Sandelholz eignet sich für die Anwendung in Parfüms, Duftlampen und Duftsteinen, in Massageölen sowie natürlich auch als Badezusatz und Kompressen.

Sandelholzöl eignet sich auch als Bestandteil von Cremes und kann in der externen Anwendung Ekzeme lindern. In der Duftmedizin eignet sich dieses exotische Öl sehr gut bei Blasenbeschwerden, Hals- und Rachenproblemen, bei Gastritis und Prostatabeschwerden sowie auch bei nervöser Unruhe und Schlaflosigkeit. Das ätherische Sandelholz kann unser Nervensystem wieder ins Gleichgewicht bringen und auch die Sexualität sehr gut stimulieren. Auch dieses Aroma sollten Sie bei der Duftmedizin für Anfänger unbedingt kennenlernen.

Teebaum

Der Teebaum ist in Australien zu Hause und für seine gute antibakterielle Wirkung bekannt. Das ätherische Teebaumöl ist deshalb auch schon lange ein wichtiger Bestandteil der Duftmedizin und sollte auf keinen Fall in Ihrer persönlichen Hausapotheke fehlen. Das strenge Aroma ist krautig, aber auch medizinisch. Es zählt zusammen mit dem Lavendelöl zu den besten ätherischen Ölen, wenn es um Erste Hilfe geht. Es ist kühlend und schmerzlindernd, entzündungshemmend, antimykotisch und trägt auch zur Wundheilung bei. Auf unsere Seele hat das Teebaumöl eher eine ausgleichende und anregende Wirkung, es unterstützt unser Selbstvertrauen. Es kann in Aromabädern verwendet werden, zur Inhalation, in Massagenölen und in Cremes sowie auch in Form von Kompressen bei Hautunreinheiten. Teebaumöl hilft gegen Insektenstiche und starken Juckreiz, bei Infektionskrankheiten, Fußpilz, bei Erkältungen und auch gegen Ekzeme. Es wird in der Aromatherapie übrigens auch zur Behandlung von Scheidenentzündungen verwendet. Allerdings darf es natürlich nur verdünnt angewendet werden, wie die meisten anderen Öle auch, da sie ansonsten Hautreizungen hervorrufen.

Thymian

Thymian kommt vorwiegend als Küchenkraut zum Einsatz, aber auch in der Duftmedizin spielt diese Pflanze eine wichtige Rolle. Das würzige Aroma hat eine anregende und konzentrationssteigernde Wirkung, die im Massageöl, in Cremes und bei Inhalationen sehr gut zum Einsatz kommt. Das ätherische Thymianöl ist stark antibakteriell und schleimlösend, es wird deshalb vorwiegend für die Behandlung von Husten und Bronchitis verwendet. Bei Massagen trägt es zu einer besseren Durchblutung bei. In stark verdünnter Form kann Thymianöl zum Gurgeln auch bei schlechtem Atem Abhilfe schaffen und bei Mandelentzündungen. Geschwüre, Furunkel und andere Hautkrankheiten lassen sich ebenfalls sehr gut mit Thymian behandeln. Thymianöl hilft aber auch bei starken Erschöpfungszuständen, da es einen sehr belebenden Effekt hat. Ansonsten ist dieses ätherische Öl in der Duftmedizin auch für die Wundheilung und bei Sportverletzungen gut geeignet.

Vanille

Der süße angenehme Vanillegeruch ist sicherlich jedem bekannt. Vanille zählt zu den beliebtesten ätherischen Ölen in der Duftmedizin. Es wird aus den Schoten hergestellt. Es kommt in allen Anwendungsgebieten der Aromatherapie zum Einsatz, also auch in Parfüms, Badezusätzen und in Cremes. Vanille hat einen extrem entspannenden Effekt auf unsere Seele, da wir meistens schon von Kind an, an diesen besonders lieblichen und angenehmen Geruch durch die Nahrungsaufnahme gewöhnt sind. Ansonsten hilft es auch unsere inneren Blockaden zu lösen und depressive Stimmungen verschwinden zu lassen. Vanilleöl sorgt für unser Wohlbefinden und umschmeichelt unsere Gefühle. Das ätherische Vanilleöl hat aber auch eine sehr gute hautpflegende Wirkung, weshalb es für Hautcremes ebenfalls sehr empfehlenswert ist.

Veilchen

Der Veilchenduft ist samtig und weich und hat eine besondere Intensität. Er ist ideal, um seelische Wunden zu heilen und um die Nerven zu stärken. Das ätherische Veilchenöl findet in der Duftmedizin Anwendung als Badezusatz oder in Lotionen zur Entspannung sowie auch in Massageölen. Schon ein bis zwei Tropfen sind in der Regel ausreichend. Für die innere Anwendung ist ein Tropfen ausreichend, um damit Husten und Bronchitis zu heilen, Pilzerkrankungen und Hautunreinheiten sowie auch zur Schmerzbehandlung. Wenn Sie möchten, können Sie diesen sehr intensiven Duft auch für Ihr eigenes Parfüm verwenden. Es harmoniert sehr gut mit Sandelholzöl oder auch mit Zedernöl. Für die Herstellung von reinem Veilchenöl werden rund fünf Tonnen Blütenblätter verwendet, weshalb es sich dabei um ein sehr kostbares Öl handelt. Bei preiswerten Produkten wird meistens ein synthetischer Duftstoff hinzugefügt.

Wacholder

Der Wacholderbusch wächst bei uns in vielen Gärten. In der Duftmedizin kommt er allerdings wegen seiner vielseitigen Heilwirkung zum Einsatz. Der Geruch ist eher herb und würzig. Die Wacholderbeeren sind schon lange als gutes Verdauungsmittel bekannt. Das ätherische Öl allerdings hat eine sehr gute schmerzlindernde und durchblutungsfördernde Wirkung. Es ist ein optimales Heilmittel zur Behandlung von Krampfadern, Rheumatismus und Gicht. Das Wacholderöl hilft aber auch bei Darmproblemen, Erschöpfungszuständen, Lungenkrankheiten, Stoffwechselstörungen und bei Neuralgien. Auch für die Wundheilung und bei Nasenbluten kann das ätherische Öl zum Einsatz kommen. Es eignet sich für alle Anwendungsgebiete, also als Badezusatz und für selbstgemachte Cremes und Massageöle, zum Inhalieren oder natürlich auch für die Duftlampen und Duftsteine.

Weihrauch

Weihrauch zählt ebenfalls zu den besten spirituellen Ölen, da das Aroma eine bewusstseinserweiternde Wirkung hat und deshalb auch bei religiösen Zeremonien zum Einsatz kommt. Weihrauch wird übrigens aus Baumharz hergestellt, für einen Liter Öl werden etwa 20 Kilogramm benötigt. Das ätherische Weihrauchöl ist extrem aromatisch und eignet sich fantastisch für Parfüms, Duftlampen oder natürlich auch für entspannende Aromabäder. Es hat eine gute Wirkung auf unser Immunsystem und auf unsere Stimmung. Das Öl eignet sich aber auch sehr gut zur Behandlung von Nebenhöhlenentzündung und Bronchitis. Auch Ekzeme können in der Duftmedizin mit dem ätherischen Weihrauchöl behandelt werden, da es krampflösend und entzündungshemmend ist. Weihrauch kommt ansonsten in der Aromatherapie im Massageöl sehr gut zum Einsatz, bei Inhalationen und auch für Kompressen.

Ylang-Ylang

Ylang-Ylang ist einer der süßesten und blumigsten Düfte, der unter anderem im Chanel N° 5 einen weltweiten Bekanntheitsgrad erreichte. Dabei handelt es sich um die gelben Blüten vom gleichnamigen Baum, der in Indien und den Philippinen zu Hause ist. Das Aroma vom Ylang-Ylang-Öl ist extrem feminin und unwiderstehlich sinnlich. Es ist ideal für Menschen, die ihr Selbstvertrauen stärken und die schönen Dinge im Leben kennenlernen möchten. Das ätherische Öl in der Duftmedizin ist hautpflegend, herzstärkend und auch krampflösend. Es eignet sich sehr gut für die Behandlung von typischen Frauenbeschwerden, Herzrhythmusstörungen, Bluthochdruck und mangelnder Libido. Auch gegen Depressionen ist Ylang-Ylang ein beliebtes Heilöl mit großer Wirkung. Das intensive Öl eignet sich sehr gut für die Duftlampe, für das entspannende Massageöl, für selbstgemachte Hautcremes und Parfüms sowie natürlich auch als Badezusatz.

Zeder

Die Zeder hat einen herbwürzigen Duft, der auf unsere Seele harmonisierend wirkt. Das ätherische Zedernöl wird aus dem Holz hergestellt. Es wurde schon bei den Ägyptern zur Mumifizierung und zum Imprägnieren der Papyrusrollen verwendet. In der Duftmedizin hat es eine stärkende und harmonisierende Wirkung. Das Zedernöl eignet sich für alle Anwendungsarten. Es ist nicht nur ein guter Insektenschutz, sondern es bekämpft auch unsere Krankheitserreger, da es eine antiseptische und antiinfektiöse Wirkung hat. Das Zedernöl unterstützt unser Immunsystem und ist auch ein beliebtes Diuretikum. Bei Juckreiz und auch bei Hautproblemen kann es in verdünnter Form auch äußerlich angewendet werden. Ansonsten hilft das ätherische Zedernöl auch bei Blasen- und Harnbeschwerden sowie bei Erschöpfungszuständen.

Zimt

Wer kennt nicht den mehr als angenehmen Duft von Zimt, der besonders in der Weihnachtszeit überall in der Luft liegt. Das ätherische Zimtöl wird aus den Blättern oder der Rinde vom Zimtbaum hergestellt. Dieses beliebte Gewürz hat nicht nur ein sehr angenehmes exotisches und sinnliches Aroma, sondern es hat auch sehr viele Heilkräfte. Zimtöl wirkt schmerzlindernd und entzündungshemmend, es lässt sich für alle Anwendungen in der Duftmedizin verwenden. Auf unsere Seele hat der Duft eine entspannende und zugleich inspirierende Wirkung, weshalb dieses ätherische Öl eine gute Unterstützung für unsere Emotionen ist. Zimt unterstützt die Verdauung und kann auch den Blutspiegel senken. Bei der externen Anwendung in der Duftmedizin fördert es die Durchblutung und lindert Muskel- und Gliederschmerzen. Zimtöl eignet sich aber auch zur Behandlung von Magen- und Darmproblemen, bei geschwollenen Händen und Füßen, bei Frauenbeschwerden, Stoffwechselstörungen und auch bei Kreislaufschwäche und Atembeschwerden. Es ist ebenfalls sehr empfehlenswert für Ihre eigene Hausapotheke der Duftmedizin.

Zitrone

Die Zitrone wurde bereits im 10. Jahrhundert v. Chr. in China kultiviert, in Europa wurde sie vorwiegend im Mittelalter als Heilmittel gegen Skorbut bekannt. Das Aroma der Zitronen erinnert an Reinlichkeit und Frische, was auch der Grund ist, warum viele Reinigungsmittel mit diesem Geruch versetzt sind. Das ätherische Zitronenöl in der Duftmedizin lässt sich vielseitig einsetzen, weshalb auch dieses Aroma nicht in Ihrer Hausapotheke fehlen sollte. Zitronenöl eignet sich beispielsweise bei der äußerlichen Anwendung sehr gut gegen Schuppen und auch gegen fette Haut. Es beugt Alterserscheinungen vor und wirkt psychisch anregend, weshalb es auch die Konzentration sehr gut unterstützen kann. Das ätherische Zitronenöl wird bei Darmkrankheiten empfohlen, bei Hautproblemen und Insektenstichen, bei Krampfadern und natürlich auch bei Grippe. Aber auch für geschwollene Hände und Füße, bei Herpes, Leberleiden, Stoffwechselstörungen und bei Kopfschmerzen oder Migräne, trägt dieses frische reinigende Öl zu einer deutlichen Linderung bei. Es ist für alle Anwendungsformen in der Duftmedizin geeignet.

Zypresse

Die immergrüne Zypresse hat einen herben würzigen Duft, der unsere Seele positiv anregt. In der Duftmedizin ist das ätherische Zypressenöl ganz besonders für Frauen sehr empfehlenswert, da es ein sehr gutes Heilmittel gegen Krampfadern und typischen Frauenbeschwerden ist. In Cremes oder im Massageöl hilft das Zypressenöl bei unreiner Haut und unterstützt auch das schwache Bindegewebe, da es eine sehr gute stärkende und astringente Wirkung hat. In der Duftmedizin oder Aromatherapie wird es zur Behandlung von verschleimten Atemwegen verwendet sowie auch für die Wechseljahresbeschwerden. Das Öl hat eine krampflösende und harntreibende Wirkung. Es eignet sich übrigens auch sehr gut, um damit Schweißfüße, Venenstauungen, Hämorrhoiden und Heuschnupfen zu behandeln. Zudem kann das Zypressenöl auch bei der Trauerarbeit helfen, da es nicht nur den Körper reinigen kann, sondern auch unsere Seele.

Selbstverständlich gibt es noch weitaus mehr ätherische Öle, die Sie dann als Anfänger in der Duftmedizin noch kennenlernen werden. Bei der Anwendung der ätherischen Öle ist allerdings noch auf einige Faktoren zu achten, auf die wir im nächsten Kapitel genauer eingehen.

4. Die Anwendung von ätherischen Ölen

Schon beim Kauf der ätherischen Öle ist auf die Qualität und nicht nur auf den Preis zu achten. Rosenöl oder Ylang-Ylang Öl beispielsweise, zählen zu den kostbarsten Ölen in der Duftmedizin, allerdings gibt es diese Produkte auch zu erschwinglichen Preisen zu kaufen. In vielen Fällen werden den ätherischen Ölen noch synthetische Substanzen hinzugefügt, obwohl es als angeblich naturreines Öl angeboten wird.

Ätherische Öle können bei einer höheren Dosierung auch unerwünschte Nebenwirkungen aufweisen, es ist deshalb sehr wichtig, dass Sie sich an die empfohlene Anwendung halten. Wenn Sie unter Allergien leiden oder sehr empfindlich sind, sollten Sie auf jeden Fall erst einmal die Verträglichkeit ausprobieren, bevor Sie die Öle in der Duftmedizin verwenden.

Mit den ätherischen Ölen lassen sich nicht nur zahlreiche Krankheiten lindern oder sogar heilen. Sie haben auch einen sehr deutlichen Einfluss auf unseren Geist und die Seele. Inwiefern unsere Emotionen von den Düften in Verbindung stehen, wurde bereits am Anfang genauer beschrieben. Sehr viele der ätherischen Öle haben eine beruhigende und entspannende Wirkung. Aber es gibt auch viele Essenzen, die speziell nervenstärkend sind, regenerierend, konzentrationsfördernd, schlaffördernd oder auch aphrodisierend, wie das Jasminöl oder das Ylang-Ylangöl. Einige Öle sind nicht für die innere Anwendung geeignet, es ist deshalb sehr wichtig, sich an die empfohlenen Vorschriften zu halten.

In der Duftmedizin und in der Aromatherapie können die ätherischen Öle als Massageöl, zum Inhalieren, als Badezusatz oder Saunaaufguss, in Tees sowie auch in Duftlampen oder Duftsteinen benutzt werden.

<u>Ätherisches Öl für die Anwendung als Massageöl</u>

Da es sich beim ätherischen Öl in der Regel um hoch konzentrierte Produkte handelt, sind nur wenige Tropfen ausreichend. Es ist deshalb ganz klar, dass man auf ein zusätzliches Öl als Basis angewiesen ist, damit es auch über größere Hautflächen aufgetragen werden kann. Als Basisöl wird in der Duftmedizin fettes Pflanzenöl verwendet, dabei kann es sich um Sonnenblumenöl, Jojobaöl oder um Rapsöl handeln oder natürlich auch um ein teureres Mandelöl. Es ist Ihnen überlassen, wie intensiv Sie den Duft haben möchten, achten Sie aber bei der Zubereitung vom Massageöl unbedingt auf die Hautverträglichkeit. In der Regel geht man davon aus, dass etwa 30 Tropfen ätherisches Öl ausreichend für 100 Milliliter von Ihrem Basisöl sein sollten. Im Fall von Ylang-Ylang oder anderen sehr intensiven Düften, kann es allerdings auch viel weniger sein.

Für die Herstellung geben Sie 100 Milliliter von dem Basisöl in ein sauberes Gefäß, wenn möglich gleich mit einem Deckel. Dann brauchen Sie nur Ihr ätherisches Öl hinzufügen. Sie können selbstverständlich auch mehrere Düfte dazugeben, um die gewünschte Wirkung zu verstärken. Achten Sie allerdings darauf, dass Sie die Tropfen langsam hinzufügen sollen und zur Kontrolle regelmäßig daran riechen. Der Duft von Ihrem Massageöl darf nicht zu intensiv sein. Denken Sie daran, dass es über größere Hautpartien verteilt werden muss und deshalb durchaus auch zu Übelkeit und Kopfschmerzen beitragen kann, wenn der Geruch zu stark ist. Sie können für ein gutes Massageöl beispielsweise zu Ihrem Basisöl 30 Tropfen Zitronenöl, 30 Tropfen Rosmarinöl und auch die gleiche Menge an Minzöl hinzufügen. Das Ausprobieren der Duftstoffe lohnt sich auf jeden Fall, denn die Wirksamkeit der einzelnen ätherischen Öle ist Ihnen jetzt ja schon ziemlich gut bekannt.

Wenn Sie mit Ihrer Duftmischung zufrieden sind, dann rühren Sie das Massageöl einfach um oder schütteln Sie es in dem geschlossenen Behälter kräftig durch. Anschließend brauchen Sie es nur in eine dunkle Flasche abfüllen, verschließen und natürlich auch noch beschriften, wenn Sie auch noch andere Massageöle herstellen möchten.

Massageöle gegen verspannte Muskeln lassen sich auch mit einer Mischung aus Rapsöl als Hauptbestandteil sowie mit Eukalyptusöl und Fichtennadelöl herstellen. Für sinnliche Massagen sind dann natürlich die aphrodisierenden ätherischen Öle geeignet wie beispielsweise Ylang-Ylang, Jasmin und Sandelholz.

Ätherische Öle zum Inhalieren

Ätherische Öle sind in der Duftmedizin für Anfänger ideal, um damit Erkältungen oder verschleimten Atemwegserkrankungen entgegenzuwirken. Die verstopfte Nase wird durch den heißen Dampf beim Inhalieren wieder frei und die schleimlösenden Substanzen in den Ölen machen das Abhusten dann auch viel leichter. Besonders das ätherische Minzöl, Anisöl, Eukalyptusöl oder auch das Thymianöl sind ausgezeichnete Mittel für die Behandlung von Atemwegserkrankungen in der Duftmedizin.

Die in den Ölen enthaltenen Wirkstoffe werden durch die Dampfinhalation in die oberen Atemwege beim Einatmen geleitet, so dass sie genau am Krankheitsort ihre Wirkung gut entfalten können. Sie benötigen hierzu nur einen Kochtopf mit heißem Wasser, ätherische Öle und natürlich auch ein Handtuch über dem Kopf. Die meisten Patienten der Duftmedizin empfinden die Inhalation mit ätherischen Ölen als extrem wohltuend. In der Regel sind zwei bis drei Inhalationen am Tag empfehlenswert. Was die Dauer angeht, so sollte die Zeit mindestens fünf Minuten betragen oder zumindestens so lange, bis das Wasser im Topf abgekühlt ist.

Je nach der Auswahl Ihres ätherischen Öls und der Wassermenge sind zwei bis zehn Tropfen ausreichend. Geben Sie die Tropfen einfach in das kochende Wasser und lassen Sie diese Inhalationsmischung dann einige Minuten lang ziehen, damit Sie sich Ihr Gesicht nicht durch den heißen Dampf verbrennen. Danach bedecken Sie den Topf und Ihren Kopf mit dem Handtuch und atmen mit offenem Mund den aufsteigenden Dampf ein. Es wird dabei ruhig und tief geatmet. Tritt Hustenreiz ein, dann sollte man kurz abwarten oder abhusten und gegebenenfalls etwas kaltes Wasser hinzufügen.

Empfehlenswerte ätherische Öle zum Inhalieren sind je nach Krankheit, Eukalyptusöl, Kamillenöl, Fichtenöl und Thymianöl. Für kleine Kinder sind allerdings die meisten Öle zum Inhalieren NICHT geeignet. Auch Asthmatiker sollten in dieser Hinsicht speziell bei Ihrem Hausarzt erst einmal um Rat fragen. Ansonsten sind auch Kampfer- und Kiefernöl zum inhalieren geeignet, Minzöl, Rosmarinöl, Zedernöl und Zypressenöl.

Ätherisches Öl als Badezusatz und Saunaaufguss in der Duftmedizin

Die ätherischen Öle sind aber auch ideal für Aromabäder sowie als Aufguss in der Sauna. Der Saunaaufguss hat im Prinzip die gleiche Wirkung wie das Dampfbad beim Inhalieren. Zu den beliebtesten Ölen für die Sauna zählen Eukalyptus und Kiefernöl. Der Vorteil der Sauna ist, dass durch die Hitze die Poren weit offen sind, so dass die in den Ölen enthaltenen Wirkstoffe nicht nur durch die Atemwege zum Einsatz kommen können, sondern auch durch alle geöffneten Poren, was natürlich die gewünschte Wirkung dann noch viel mehr unterstützen kann.

Baden mit ätherischen Ölen ist nicht nur ein extremes Wellness-Vergnügen, sondern auch sehr gesund. In der Duftmedizin wird diese Anwendung vorwiegend zur Behandlung von Verspannungen und Schlafbeschwerden empfohlen. Aber sie können je nach dem angewendeten Öl auch sehr vitalisierend sein. Es ist allerdings sehr wichtig, dass Sie erst einmal die Verträglichkeit auf Ihrer Haut testen, bevor Sie sich in die duftende Badewanne begeben. Am besten, Sie probieren die Verträglichkeit schon eine Nacht vorher aus. Denken Sie daran, dass Sie unbedingt auf die Dosierung achten müssen, damit Ihre Schleimhäute nicht darunter leiden. Auch die Augen sind von dem direkten Kontakt mit ätherischen Ölen fernzuhalten, da sie nicht nur starkes Brennen verursachen können, sondern auch Augenschäden. In der Regel sind fünf bis acht Tropfen von einem konzentrierten Öl für ein Vollbad ausreichend. Bei verdünnten ätherischen Ölen kann es auch etwas mehr sein.

Die ideale Wassertemperatur liegt zwischen 36 und 39 Grad, höchstens 20 Minuten sind ausreichend. Denken Sie daran, dass sich das ätherische Öl nicht mit dem Wasser verbindet, weshalb Sie gegebenenfalls etwas frische Milch, Honig oder Meersalz in Ihr Badewasser als Lösungsvermittler hinzufügen können. Ansonsten gibt es Emulgatoren auch in Drogerien zu kaufen. Hautfreundliche ätherische Öle sind beispielsweise Patchouli, Rosenöl, Kamillenöl, Lavendelöl, Sandelholzöl oder auch Vanilleöl. Wenn Sie Ihrem Körper ein sinnliches Badevergnügen gönnen wollen, dann können Sie natürlich auch Ylang-Ylang-Öl verwenden.

Nicht geeignete Öle sind Produkte, die Menthol enthalten, da sie zu Schüttelfrost führen können sowie auch zu einem anhaltenden Kältegefühl! Auch bei großer Hitze sind diese Öle nicht für die Badewanne geeignet.

Ätherisches Öl in Teezubereitungen

Selbstverständlich gehört auch das Teetrinken zur Duftmedizin, denn in der Naturheilkunde wurden die meisten Heilpflanzen als Tee zubereitet. Allerdings müssen Sie beim Einkauf unbedingt darauf achten, ob das gekaufte Produkt auch wirklich in Tees verwendet werden darf. Enthält es beispielsweise synthetische Stoffe, dann ist es ratsam, sich an die Pflanzen zu halten, damit Sie dadurch effizient von den ätherischen Ölen profitieren können. Auch sind selbstverständlich nicht alle Essenzen für die innere Anwendung geeignet. Für eine Tasse Tee nimmt man in der Regel einen Teelöffel der Heilpflanze, NICHT vom ätherischen Öl! Lassen Sie die Zubereitung dann fünf Minuten abgedeckt stehen, damit die Pflanzen ihre Wirkstoffe entfalten können. Vor dem Trinken sieben Sie dann einfach die benutzte Teemischung der Pflanzen ab.

Für die Anwendung als Tee in der Duftmedizin eignen sich beispielsweise Angelika, Anis, Birke, Fenchel, Ingwer, Kamille, Melisse und auch Minze. Handelt es sich allerdings um ätherische Öle, die für die innerliche Anwendung geeignet sind, dann können Sie einen Tropfen davon in Honig verrühren, bevor diese Mischung mit Wasser aufgebrüht wird. Am besten nehmen Sie handwarmes Wasser für diese Art von Teezubereitung, da sich die ätherischen Öle auch schnell wieder verflüchtigen.

Ätherische Öle für Duftlampen und Duftsteine

Duftlampen sind nicht nur ein toller Blickfang, sondern mit den passenden Düften tragen sie zu unserem körperlichen und geistigen Wohlbefinden bei. Die meisten benötigen ein Teelicht als Wärmequelle, in der Schale wird Wasser und dann das ausgewählte Öl hinzugefügt. Durch die Wärme vom Teelicht wird beim Verdunsten des Wassers, dann auch das gewünschte Aroma freigesetzt.

Duftlampen aus Keramik sind sehr temperaturbeständig, während Glasschalen zerbrechen können, wenn keine Flüssigkeit mehr in der Schale enthalten ist. Es gibt mittlerweile alle Arten von Duftlampen und im Prinzip ist es auch egal, für welche Sie sich entscheiden, denn es kommt bei der Duftmedizin hauptsächlich auf die Auswahl des ätherischen Öls an. In Ihrer Duftlampe können Sie alle ätherischen Öle verwenden. Bei der Dosierung kommt es allerdings auf die Intensität vom ausgewählten Aroma an. Handelt es sich um einen sehr intensiven

Duft, dann ist bereits ein Tropfen genug, um eine angenehme und entspannende Atmosphäre zu verbreiten, ansonsten sind vier bis fünf Tropfen mehr als ausreichend.

Zu den beliebtesten Raumdüften zählen Bergamotteöl, Lavendelöl, Patchouliöl, Orangenöl und natürlich auch Weihrauch.

Auch Duftsteine sind schon seit Alters her eine beliebte Methode, um die Räume mit wohlriechenden Düften zu bereichern. Der Vorteil von den Steinen ist, dass sie nicht auf Wärme angewiesen sind, um ihr wundervolles Aroma zu verbreiten. Allerdings ist das Aroma dann auch nicht so intensiv wie bei den Duftlampen. Es handelt sich bei dieser Option um geruchsneutrale und natürliche Steine, die dann einfach mit ätherischem Öl beträufelt werden. Allerdings sollte die natürlichen Steine eine Vertiefung haben, damit die Flüssigkeit nicht so einfach herunterlaufen kann. Sie müssen sich mit einer Bürste gut reinigen lassen. Ansonsten können Sie Ihren Duftstein für die Duftmedizin natürlich auch kaufen, es gibt sie auch aus Gips oder Ton und sind meistens entweder glasiert (an der Unterseite) oder es wird ein Teller zum Auffangen der Flüssigkeit mit dem Duftstein angeboten.

Wenn Sie einen Duftstein bevorzugen, dann muss dieser natürlich auch öfter gereinigt werden, vor allem dann, wenn Sie mehrere Duftöle verwenden. Dazu benötigen Sie eine gute Bürste und heißes Wasser. Diese Steine können die Düfte über einen längeren Zeitraum speichern und geben ihn nur langsam ab. Allerdings ist das auch ausreichend, um unangenehme Gerüche in Ihrer Wohnung zu überdecken, wie beispielsweise Zigarettenrauch oder den Geruch nach einem nassen Hund. In der Regel sind drei Tropfen vom ätherischen Öl hierzu ausreichend.

Ansonsten können Sie sich auch für die orientalischen Duftsteine entscheiden. Diese enthalten meistens Wachs oder Paraffin, in denen bereits die Duftstoffe enthalten sind. Hier haben Sie dann normalerweise keine Möglichkeit, noch zusätzliches Öl hinzuzufügen. Achten Sie aber bitte darauf, dass Sie bei so gut wie allen Duftsteinen auf Untersetzer verwenden, da ätherische Öle auch unangenehme Flecken hinterlassen können, die sich meistens schlecht beseitigen lassen.

Ätherisches Öl für Balsams, Cremes, Kompressen und für Dufttücher

Ätherische Öle eignen sich auch für die eigene Herstellung von wertvollen Cremes und Balsams. Damit können Sie in der Duftmedizin Ihre eigenen Pflegeprodukte für die Haut herstellen oder natürlich auch für zahlreiche Beschwerden wie beispielsweise für Gelenkschmerzen.

Für die Herstellung benötigen Sie nur eine fetthaltige Salbe als Basis, es kann sich dabei um Pflanzenöl und um Bienenwachs handeln, also um eine fast geruchsneutrale Substanz.

Als Grundrezept für Ihre Salbe oder Balsam benötigen Sie:

50 ml Pflanzenöl (Sonnenblumenöl, Olivenöl oder Rapsöl)

5 g Bienenwachs, Lanolin oder auch Kakaobutter (erhältlich in Drogerien)

5 bis 10 Tropfen ätherisches Öl, je nach Wirkungsbedarf

Das Wachs wird zusammen mit dem Öl im Wasserbad erhitzt. Ist die Mischung zu flüssig, dann geben Sie einfach noch etwas mehr Wachs oder auch Kakaobutter hinzu. Ist die Konsistenz zu fest, dann benötigen Sie etwas mehr vom Pflanzenöl. Die ätherischen Öle sollten erst dann hinzugefügt werden, wenn Ihre Balsammischung schon etwas abgekühlt ist. Rühren Sie alles gut um (am besten mit einem Kochlöffel) und bewahren Sie anschließend Ihre selbstgemachte Salbe in einem desinfizierten Behälter auf, wie z. B. in einem Honig- oder in einem passenden Marmeladenglas.

Sie können allerdings auch Honig für die Herstellung Ihrer Creme benützen, der Honig wird mit den ätherischen Ölen vermengt und in die Flüssigkeit gegeben, damit er als Emulgator dienen kann.

Empfehlenswerte ätherische Öle für die Hautpflege sind unter anderem Bergamotteöl, Kamillenöl und Lavendelöl, Rosenöl, Salbeiöl und auch das Teebaumöl.

Zur Behandlung von Erkältungen oder für die Herstellung von speziellen Salben bei Atembeschwerden eignen sich Eukalyptusöl, Kampferöl, Fichtenöl und Minzöl.

In der Duftmedizin können Sie für Muskel- und Gelenkschmerzen Ihr Balsam auch aus Kampferöl, Kiefernöl, Lorbeeröl, Zedernöl und Zypressenöl zubereiten.

Für die Kompressen in der Duftmedizin geben Sie einfach die ausgewählten ätherischen Öle in das Wasser oder Sie können auch spezielle Ölkompressen zubereiten. Dazu benötigen Sie etwa drei Esslöffel fettes Öl, was Sie dann mit Ihren ätherischen Ölen vermischen. Die Zubereitung wird dann mit einem geeigneten Pinsel auf das vorbereitete Tuch für die Kompressen aufgetragen, bevor Sie das betroffene Körperteil damit umwickeln.

DUFTMEDIZIN FÜR ANFÄNGER

Wenn Sie sich ein Dufttüchlein für die Handtasche zubereiten möchten, dann brauchen Sie nur ein geeignetes Taschentuch und dieses dann mit zwei Tropfen ätherischem Öl beträufeln.

5. Medizinische Anwendungsgebiete

Auf die medizinische Wirkung sind wir zwar schon bei den ätherischen Ölen eingegangen, aber wir geben Ihnen hier noch einmal eine kurze Übersicht, welche Öle sich für die häufigsten Beschwerden eignen und welche Ölmischungen je nach Krankheitsbild geeignet sind.

Angstzustände

Angstzustände drücken sich durch innere Unruhe, Anspannung und Herzklopfen aus. Für die Duftmedizin ist bei diesen Beschwerden ein entspannendes Aromabad empfehlenswert. Für die Duftmischung empfehlen sich drei Esslöffel Honig oder Milch, drei Tropfen Myrtenöl, zwei Tropfen Rosenöl und drei Tropfen Kamilleöl oder Geranienöl.

Appetitlosigkeit

Gegen Appetitlosigkeit helfen ätherische Öle zum Einreiben. Sie können hierzu einen Tropfen Basilikumöl mit zwei Tropfen Pfefferminzöl und etwas Pflanzenöl zum Massieren vermischen und damit Ihren gesamten Oberkörper bis zum Bauch einreiben.

Arthritis

Sie können die schmerzenden Stellen mit einer Duftmassage behandeln. Hierzu benötigen Sie 50 Milliliter Pflanzenöl als Basis sowie 20 Tropfen Kamilleöl, 20 Tropfen Wacholderöl und zehn Tropfen Ingweröl. Mischen Sie die Öle zusammen und massieren Sie sich damit. Achten Sie aber vorher auf die Verträglichkeit der ätherischen Öle.

Depressionen

Bei einer depressiven Stimmung kann auch Ihre Duftlampe zum Einsatz kommen. Außer den spirituellen Düften wie Sandelholz oder Weihrauch können Sie auch eine Mischung mit drei Tropfen Kamille, drei Tropfen Lavendelöl und drei Tropfen Mandarinen- oder Orangenöl ausprobieren.

Durchfall

Für Bauchmassagen eignen sich zwei Tropfen Fenchelöl und zwei Tropfen Lavendelöl in Ihrem Basisprodukt zum Massieren. Ansonsten können Sie sich auch Kompressen machen und in das Wasser drei Tropfen Zypressenöl und drei Tropfen Kamillenöl hinzufügen.

Fußpilz

Der Fußpilz kann direkt mit einem Balsam oder einer selbstgemachten Lotion behandelt werden. Hierzu benötigen Sie 50 Milliliter Basisöl, 10 Tropfen vom Teebaumöl und 10 Tropfen Lavendelöl. Mischen Sie alles zusammen und tragen Sie das Balsam mit einem Wattebausch zweimal täglich auf die betroffenen Stellen auf.

Geschwollene Hände und Füße

Bei den Schwellungen können Sie eine sanfte Massagemischung herstellen, indem Sie Ihr pflanzliches Basisöl mit Rosenöl oder mit Zypressenöl anreichern und sich damit sanft die betroffenen Stellen massieren. Ansonsten können Sie auch eine Kompresse mit Apfelweinessig und Zypressenöl ausprobieren, ohne die Notwendigkeit vom Massieren.

Hautinfektionen

Hierzu können Sie sich Ihre eigene Creme zubereiten. Sie benötigen lediglich Ihr Basisöl oder ihre Basiscreme für die Duftlotionen und geben dann zehn Tropfen Minzöl hinzu, zehn Tropfen Teebaumöl und zehn Tropfen vom Myrrheöl. Mischen Sie alles zusammen und tragen Sie dann Ihr Heilmittel auf die betroffenen Körperstellen auf.

Halsschmerzen

Bei Halsschmerzen können Sie sich aus Ihren ätherischen Ölen ein Heilmittel zum Gurgeln zubereiten. Für ein Glas lauwarmes Wasser eignen sich zwei Tropfen Zitronenöl, zwei Tropfen Pfefferminzöl, zwei Tropfen Thymianöl und zwei bis drei Tropfen Lavendelöl.

Hämorrhoiden

Hämorrhoide lassen sich in der Duftmedizin mit adstringierenden Ölen heilen. Vor allem das Zypressenöl und auch die Myrte sind für ihre Heilkräfte gegen diese Beschwerden empfehlenswert. Geben Sie in eine Wasserschale einen Tropfen Öl und betupfen Sie mit einem Wattebausch mehrmals am Tag die betroffenen Stellen.

Herzbeschwerden

Bei Herzbeschwerden können Sie zwei Esslöffel Kokosöl oder ein anderes pflanzliches Öl zum Massieren verwenden und fünf Tropfen Lavendelöl hinzufügen, fünf Tropfen Neroliöl und auch Rosmarinöl. Es empfiehlt sich, mit dieser Massagemischung den kompletten Körper zu massieren und nicht nur den Oberkörper.

Heuschnupfen

Bei Heuschnupfen können Sie einen Tropfen Zedernöl oder Zypressenöl in einen Teelöffel Honig oder Zucker geben und diese Mischung dann im Mund zergehen lassen. Allerdings darf es sich dabei auf keinen Fall um eine längere Anwendung handeln, je nach Symptome sollten eine Woche ausreichend sein.

Hoher Blutdruck

Ein hoher Blutdruck kann durch ein entspannendes Vollbad in der Duftmedizin geheilt werden. Mischen Sie hierzu einen Esslöffel Mandelöl mit zwei Tropfen Ylang-Ylang-Öl und zwei Tropfen Immortellenöl zusammen und geben Sie diese Bademischung dann in das Wasser hinzu.

Kater

In der Duftmedizin lässt sich natürlich nach einer durchzechten Nacht auch ein Kater sehr gut lindern. Geben Sie in Ihr Massageöl einfach fünf Tropfen vom ätherischen Majoranöl hinzu und reiben Sie sich damit den Oberkörper ein.

Kopfschmerzen

Bei Kopfschmerzen können Sie sich eine Kompresse zubereiten. Sie benötigen hierzu einen Liter kaltes Wasser, zwei Tropfen von Ihrem Lavendelöl und zwei Tropfen vom ätherischen Eukalyptusöl.

Läuse

Das Auftreten von Läusen ist hauptsächlich bei Kindern der Fall. Sie können in der Duftmedizin auch Ihr eigenes effizientes Mittel gegen dieses lästige Übel zubereiten. Hierzu benötigen Sie 50 Milliliter Pflanzenöl als Basis sowie fünf Tropfen Lavendelöl, fünf Tropfen Teebaumöl und fünf Tropfen vom Geranienöl. Mischen Sie alles zusammen und massieren Sie es dann in die Haare. Der Kopf wird dann anschließend mit einem Haarschutz und einem Handtuch darüber bedeckt, es kann übrigens auch eine Plastiktüte sein. Nach mehreren Stunden die Ölmischung gut und gründlich auswaschen und einen speziellen Läusekamm aus der Apotheke für das durchkämmen verwenden. Allerdings ist dieses Läusemittel für Kinder erst ab dem fünften Lebensjahr geeignet, also auf keinen Fall vorher.

Magenschmerzen

Magenprobleme lassen sich gut durch Kompressen lindern, da Massagen meistens noch zusätzliche Schmerzen bringen. Nehmen Sie für einen Liter Wasser drei Tropfen Fenchelöl und drei Tropfen Koriander- oder Majoranöl. Da diese Beschwerden in vielen Fällen durch Stress ausgelöst werden, eignen sich auch entspannende ätherische Öle als zusätzliche Unterstützung für die Duftlampe.

Menstruationsschmerzen

Eine schmerzhafte Menstruation lässt sich ebenfalls in der Duftmedizin ohne Medikamente durch Bauchkompressen lindern. Erhitzen Sie hierzu einen halben Liter Wasser und fügen Sie zwei Tropfen von Ihrem ätherischen Lavendelöl hinzu sowie drei Tropfen Kamillenöl. Tränken Sie ein geeignetes Tuch in dieser Mischung und legen sie diese warme Kompresse auf Ihren Unterleib. Sie können dann noch extra ein Handtuch darüber geben und eine Wärmflasche, um sich damit noch besser zu entspannen.

Mundspülung

Um eine gesunde Mundspülung selbst zu machen, benötigen Sie 500 Milliliter lauwarmes Wasser, zwei Teelöffel Natron sowie zehn Tropfen ätherisches Pfefferminzöl. Mischen Sie diese Zutaten zusammen und fügen Sie Ihre eigene Mundspülung dann einfach in eine leere desinfizierte Flasche mit Schraubverschluss.

Nervosität

Wenn Sie besonders nervös sind, dann kann auch Ihre Duftlampe gut zum Einsatz kommen. Mischen Sie einfach drei Tropfen Orangenöl mit einem Tropfen Jasminöl oder Rosenöl. Aber auch Weihrauch und Sandelholz helfen sehr gut bei Nervosität und innerer Unruhe.

Niedriger Blutdruck

Bei niedrigem Blutdruck können Sie sich eine Massagemischung zubereiten. Geben Sie hierzu einfach einen Tropfen Thyminanöl und einen Tropfen Rosmarinöl in Ihr pflanzliches Basisöl und reiben Sie sich damit Ihren kompletten Oberkörper ein.

Ohrenschmerzen

Für eine besonders schnelle Linderung bei Ohrenscherzen hilft das Teebaumöl. Allerdings darf es auf keinen Fall direkt in das Ohr getropft werden. Geben Sie einen einzigen Tropfen auf einen Wattebausch und legen Sie diesen in den Gehörgang. Achten Sie aber darauf, dass die Flüssigkeit auf keinen Fall in das Ohrinnere tropfen kann.

Schluckauf

Bei Schluckauf können Sie sich einen Tropfen von Ihrem ätherischen Pfefferminzöl direkt in den Nacken reiben.

Stress

Eine Fußmassage ist sehr wohltuend, aber mit den richtigen ätherischen Ölen, trägt sie natürlich noch besser zu einem entspannenden Effekt bei. Hierzu benötigen Sie 100 Milliliter Mandelöl, zehn Tropfen Lavendelöl, fünf Tropfen Angelika und zwei Tropfen Rosenöl. Mischen Sie alle Zutaten zusammen und gönnen Sie sich eine entspannende Fußmassage.

Schock oder Notfälle

Das ätherische Neroliöl sollte in Ihrer Hausapotheke für Notfälle bereitstehen. Geben Sie in diesem Fall einen Tropfen davon direkt auf ein Taschentuch und lassen Sie die betroffene Person daran riechen.

Übelkeit

Wenn es besonders schnell gehen soll, dann geben Sie einfach einen Tropfen Pfefferminzöl auf ein Taschentuch zum Einatmen. Das ätherische Pfefferminzöl sollten Sie deshalb sicherheitshalber bei längeren Autofahrten oder Reisen immer in der Handtasche dabei haben oder auch ein schon vorbereitetes Dufttuch.

Verdauungsprobleme

Auch die Verdauungsprobleme und Blähungen lassen sich in der Duftmedizin mit Massagen sehr gut behandeln. Für Ihr Massageöl können

Sie 50 Milliliter Pflanzenöl oder Mandelöl als Basis benützen und es mit je fünf Tropfen Anisöl mischen, Fenchelöl, Korianderöl und Kümmelöl vermischen. Die Massage sollte allerdings sehr sanft und auch im Uhrzeigersinn ausgeführt werden, damit die Verdauung dadurch viel besser angeregt werden kann. Dadurch werden übrigens auch die Schmerzen gut gelindert.

Wechseljahrbeschwerden

Die typischen Beschwerden der Wechseljahre drücken sich hauptsächlich durch sehr unangenehme Schweißausbrüche und durch Hitzewallungen aus. In diesem Fall können Sie einen Tropfen Minzöl auf einem Dufttuch inhalieren oder auch Rosenöl in Ihre Duftlampe geben, wenn Sie die ersten Anzeichen spüren.

In der Regel ist die Duftmedizin gut verträglich und auch risikoarm, wenn man sich an die empfohlene Dosierung hält. Nebenwirkungen und Wechselwirkungen sind allerdings wie bei Medikamenten auch, nicht auszuschließen. Die ätherischen Öle können die Wirkung von Medikamenten beeinflussen, wie beispielsweise im Fall vom Lavendelöl. Bei Zweifeln sollte man sich deshalb als Anfänger unbedingt an Experten wenden. Eine unsachgemäße Anwendung kann zu Kopfschmerzen und Übelkeit führen sowie auch die Fahrtüchtigkeit beeinträchtigen.

Die Auswahl der ätherischen Öle für die Duftmedizin ist entweder vom zuständigen Therapeuten abhängig oder natürlich auch von der eigenen Entscheidung, wenn dadurch das allgemeine Wohlbefinden verbessert werden soll. Die Aromatherapie oder Duftmedizin kommt übrigens auch sehr häufig in der Palliativmedizin sowie auch in der Demenzkrankenpflege zum Einsatz.

7. Ätherische Öle für die Hausapotheke und für Notfälle

In der Duftmedizin für Anfänger ist es klar, dass Sie sich sicherlich zum Ausprobieren nicht alle beliebten ätherischen Öle zulegen möchten. Es ist deshalb ratsam, sich für sogenannte Allroundöle zu entscheiden, die sich für zahlreiche Beschwerden einsetzen lassen. Besonders für Anfänger ist es wichtig, sich erst einmal zu überlegen, was Sie damit überhaupt bezwecken möchten. Wollen Sie damit Ihre eigenen gesundheitlichen Beschwerden heilen oder eher Ihre Stimmung positiv beeinflussen? Wenn Sie vorwiegend mit der Duftmedizin Ihre Seele pflegen und verwöhnen wollen, dann brauchen Sie beispielsweise nur eine Duftlampe oder Duftsteine. Wenn Sie mit der Aromatherapie heilen möchten, dann sind Sie auch auf die Anwendung von Massagen angewiesen. Vielleicht möchten Sie ja auch erst einmal etwas intensiver in dieses faszinierende Thema hineinschnuppern und sich von der viel gepriesenen Wirksamkeit selbst überzeugen.

Zum Kennenlernen sollten Sie also auf ätherische Öle achten, die Ihnen in mehrerer Hinsicht nützlich sind. Dazu gehören:

- **Kamillenöl** (Anthemis nobilis) hat ein breites medizinisches Wirkungsspektrum und wirkt sich auch sehr positiv auf unsere Psyche aus.

- **Lavendelöl** (Lavandula angusifolia), da es nicht nur Schmerzen lindert und viele Heilkräfte hat, sondern auch die Psyche beruhigen kann.

- **Minzöl** (Mentha piperita) sollte ebenfalls in Ihrer Hausapotheke der Duftmedizin nicht fehlen. Es hat eine ähnliche Wirkung wie Paracetamol und wirkt frisch und konzentrationsfördernd.

- **Teebaumöl** (Melaleuca alternifolia), da der würzige Duft antiseptisch ist, nützlich bei Erste-Hilfe-Maßnahmen, auch bei Insektenstichen hilft und auf die Seele vitalisierend und stabilisierend wirkt.

- **Vanilleöl** (Vanilla planifolia) ist ebenfalls für die Hausapotheke empfehlenswert. Dieses beruhigende Aroma ist ideal für depressive Stimmungen, aber auch ein gutes Aphrodisiakum, von den anderen zahlreichen medizinischen Vorteilen abgesehen.

Fünf ätherische Öle sollte Ihre Hausapotheke für die Duftmedizin mindestens beinhalten, da Sie dadurch auch die Möglichkeit haben, die unterschiedlichen Düfte zu kombinieren. Sie werden dann sicherlich schon nach einigen Tagen auch noch die anderen Aromen der ätherischen Öle kennenlernen wollen und Sie für Ihre eigenen Zwecke einsetzen.

Ideal für Reisen ist übrigens auch das Ingweröl, da es auch bei Übelkeit schnelle Abhilfe schaffen kann. Ansonsten ist das ätherische Ingweröl auch für Erschöpfungszustände geeignet sowie auch zur Behandlung von Verdauungsproblemen.

Wer häufig unter Bluthochdruck leidet, kann sich auch für Notfälle ein geeignetes Heilöl zubereiten. Dafür werden zehn Milliliter Jojobaöl als

Basis benötigt sowie auch ein Tropfen Orangenblütenöl oder Neroli, drei Tropfen Ylang-Ylangöl, drei Tropfen feines Lavendelöl und drei Tropfen vom Nardenöl. Diese Duftmischung gegen Bluthochdruck wird in einer dunklen Flasche verschlossen und vor Gebrauch kräftig geschüttelt. Anstatt dem Jojobaöl kann man auch Jojobawachs verwenden.

Die ätherischen Öle gelangen schon nach wenigen Minuten in das Blut, egal ob es sich dabei um die Anwendung durch Massagen, Bäder, Inhalation oder das Einreiben handelt. Ausgeschieden werden sie durch die Nieren, Lunge und die Leber. Die Öle in der Duftmedizin sind alkohol-löslich und lassen sich auch mit anderen Fetten oder Ölen gut mischen, allerdings nicht in Wasser.

Die ätherischen Öle sind sehr hitzeempfindlich und reagieren auch sensibel auf Licht. Es ist ratsam, die Essenzen kühl und dunkel aufzubewahren. Achten Sie auch darauf, dass die Fläschchen auch wirklich gut verschlossen sind, da sie ansonsten leider auch sehr schnell verdunsten. Die Haltbarkeit ist in diesem Fall sehr lange, bis auf die Zitrusöle können die meisten ätherischen Öle sogar jahrelang halten. Ihre Öle für die Duftmedizin sollten aber auf jeden Fall außerhalb der Reichweite von Kindern aufbewahrt werden. Hat ein Kind trotzdem aus Versehen ein ätherisches Öl wie beispielsweise Kampferöl verschluckt, dann sollte man sofort die Giftnotzentrale oder den Rettungsdienst kontaktieren, da es zu Krämpfen, Atemnot oder auch zu Bewusstseinsstörungen kommen kann. Bei leichten Fällen ist es ratsam, sofort Wasser, Saft oder auch viel Tee zu trinken, damit sich das hoch konzentrierte Öl im Körper besser verdünnen kann.

Bei der richtigen Auswahl der ätherischen Öle sollten Sie sich nicht nur auf die Beschreibung verlassen, sondern auch Ihre Nase zum Einsatz bringen. Sie werden schon beim Riechen sehr schnell merken, welches Aroma Ihnen besonders zusagt. Steht der lateinische oder der botanische Name auf dem Präparat, dann ist dies ein guter Hinweis, dass es sich wirklich um ein ätherisches Öl einer Heilpflanze handelt. Ein naturidentisches Öl hingegen wird in der Regel in synthetischer Form hergestellt. Auch das Herkunftsland ist ein guter Hinweis auf die Identität. Für die Duftmedizin sind ätherische Öle aus Wildsammlungen oder natürlich auch in Bioqualität den Vorzug zu geben, um Dünge- und Pflanzenschutzmittel in den Präparaten auszuschließen.

8. Parfüms und ätherisches Öl selbst machen

Ätherische Öle eignen sich auch sehr gut dazu, ein eigenes natürliches Parfüm herzustellen. Dies hat den Vorteil, dass man auch dabei von den medizinischen Heilwirkungen profitieren kann. Außerdem können Sie bei der Herstellung auch auf Ihre persönlichen Bedürfnisse besser eingehen. Wenn Sie beispielsweise ein typischer Morgenmuffel sind, dann brauchen Sie nur einen aktiven und frischen Duft wie Orangen, Zitrone oder Minze, die Ihnen helfen, gutgelaunt viel schneller munter zu werden. Es handelt sich in der Duftmedizin bei den Parfüms also nicht nur um einen guten angenehmen Geruch, sondern um Präparate, mit denen man eine gewünschte Wirkung erzielen kann.

Zu den Ausgangsstoffen für die Parfümproduktion werden als Basis Alkohol oder auch Pflanzenöl verwendet. Beim Pflanzenöl ist Jojoba empfehlenswert, da es nicht ranzig wird. Der Alkohol sollte 80%ig sein. Diese Produkte sind in Apotheken erhältlich. Das Parfüm mit Öl hat zwar dann einen leichten Fettfilm, aber dafür hält der Duft auf der Haut auch viel länger an. Das mit Alkohol präparierte Parfüm ist natürlich fleckenlos und kann auch zum Sprühen verwendet werden. Für die Aufbewahrung empfehlen sich Flakons oder auch kleine Fläschchen, die man im Internet problemlos bestellen kann.

Es ist klar, dass es bei dem eigenen Parfüm auf die Duftmischung ankommt. Wenn Sie bereits die Bekanntschaft mit einigen ätherischen Ölen gemacht haben, dann kennen Sie ja sicherlich schon die Unterschiede in Hinsicht auf die Aromen. Für die Zubereitung geben Sie dann einfach nur Ihre persönliche Duftnote in zehn Milliliter Alkohol oder in das Basisöl. Ein sehr gutes Duftresultat erhalten Sie, wenn Sie 30 Tropfen ätherisches Öl hinzugeben. Allerdings sollten Sie Ihre eigene Duftmischung eine Woche lang aufbewahren, damit sich die einzelnen Duftstoffe besser verbinden können und dadurch auch eine bessere Wirkung entfalten. Mehr als 30 Tropfen sollten Sie allerdings nicht hinzufügen, auch dann nicht, wenn Sie mehrere Düfte verwenden möchten. Anstatt der Alkoholmischung können Sie übrigens auch Weingeist benützen.

Bei der Herstellung von Parfüms ist auch sehr oft von Duftnoten die Rede. Sie setzen sich aus der Basisnote zusammen, der Herznote und natürlich auch der Kopfnote. Das bedeutet, dass es sich bei der Basisnote um das eigentliche Fundament vom Parfüm handelt, er ist also immer im Hintergrund vorhanden. Die Kopfnote wird zuerst bemerkbar, während die Herznote erst nach einiger Zeit riechbar ist. Basisnoten sind beispielsweise Vanille, Sandelholz oder Patchouli. Gute Kopfnoten können Orangenöl sein, Bergamotte oder auch Minze. Bei den Herznoten handelt es sich meistens um blumige Aromen wie Ylang-Ylang, Rosen oder Jasmin. Die Basisnote sollte den Hauptanteil von den beigefügten ätherischen Ölen ausmachen, aber das ist im Prinzip jedem selbst überlassen.

Es lohnt sich, gleich mehrere Parfüms für jeden Anlass herzustellen. Sie werden sehen, wie viel Spaß das alles machen kann und wie Ihre Gesundheit und vor allem auch die Psyche davon profitieren wird. Vergessen Sie dabei aber die notwendige Beschriftung nicht, damit

Sie hinterher wissen, um welches Parfüm es sich handelt. So fällt es Ihnen dann auch leichter, immer neuere Duftvarianten auszuprobieren.

Wunderbare Rezeptideen für das eigene Naturparfüm

Frischer aufmunternder Duft

10 Milliliter Alkohol oder Weingeist, 20 Tropfen Orangenöl, 5 Tropfen Mandarinenöl, 5 Tropfen Narzissenöl.

Blumig-weicher Duft

10 Milliliter Alkohol, 10 Tropfen Patchouliöl, 5 Tropfen Jasminöl und 15 Tropfen Lavendelöl.

Verführerischer und sinnlicher Duft

10 Milliliter Alkohol, 10 Tropfen Rosenöl, 10 Tropfen Zimtöl und 10 Tropfen Vanilleöl.

Entspannender Duft

10 Milliliter Jojobaöl, 15 Tropfen Melissenöl, 10 Tropfen Bergamotte, 5 Tropfen Honigöl.

Männlicher Duft

10 Milliliter Alkohol oder Weingeist, 10 Tropfen Bergamotte, 10 Tropfen Sandelholz, 5 Tropfen Zitronengrasöl, 5 Tropfen Zedernöl.

Der Fantasie sind bei der Parfümherstellung überhaupt keine Grenzen gesetzt. Gegebenenfalls lohnt es sich auch erst einmal, die unterschiedlichen Duftmöglichkeiten mit dem Duftstein oder natürlich auch mit der Duftlampe erst einmal auszuprobieren. Selbstverständlich lassen sich die Beispiele auch beliebig variieren, indem Sie von einem bestimmten Aroma mehr oder weniger Tropfen hinzugeben können. Man muss es einfach einmal in Ruhe zu Hause ausprobieren oder man kann auch einen speziellen Workshop besuchen. Wichtig ist allerdings, dass man nicht mehr als insgesamt 30 Tropfen ätherischen Öls verwendet und dass man nicht nur gut damit riecht, sondern dass das Parfüm auch wirklich zu dem gewünschten Effekt beiträgt. Es muss also eine miese Stimmung vertreiben können, uns am frühen Morgen schon fit und munter machen oder uns bei einer sinnlichen Duftmischung sehr verführerisch und sexy fühlen lassen.

Ansonsten können Sie in der Duftmedizin natürlich auch Ihr Body-Spray auf diese Weise zubereiten oder auch die praktischen kleinen Duftroller für die Handtasche. Für die Herstellung von Body-Spray sind Wasser und Alkohol die Basis. Wenn Sie sich für Leitungswasser entscheiden, dann ist es besser, es vor der weiteren Zubereitung erst einmal abzukochen. Für Ihr Body-Spray nehmen Sie fünf Milliliter Alkohol und geben dann einfach nur Ihren Lieblingsduft hinzu, beispielsweise fünf Tropfen vom ätherischen Vanilleöl. Anschließend mit der gleichen Menge Wasser anreichern, gut schütteln und einige Tage vor dem Gebrauch an einem kühlen Ort stehenlassen.

Wie schon mehrmals erwähnt, sollten Sie unbedingt auf die Verträglichkeit der ätherischen Öle achten. Hautreizende Öle sind beispielsweise Basilikum, Cajeput, Eukalyptus, Ingwer, Minze, Nelken, Zedernholz, Zimt und Zitrone. Allerdings kommt es dabei selbstverständlich auch auf die verwendete Dosierung an. Wenn Sie eine Hautreizung feststellen, dann waschen Sie das Öl mit lauwarmen Wasser gut ab, so dass sich die Haut dann auch schnell wieder beruhigen kann.

Gegebenenfalls kann auch Sonneneinstrahlung für eine leichte Unverträglichkeit verantwortlich sein, man sollte deshalb auf jeden Fall vernünftig mit den ätherischen Ölen umgehen und sie vor allem auch sicher vor Kindern aufbewahren.

Raumsprays selbst machen

Wenn Sie bereits auf den Geschmack von ätherischen Ölen gekommen sind, dann werden Sie sich sicherlich auch für selbstgemachte Raumsprays begeistern können, um Ihrem Heim eine ganz besondere und persönliche Duftnote zu geben. Sie brauchen hierzu lediglich eine Zerstäuberflasche, Wasser, ätherische Öle sowie auch Alkohol. Es kann sich dabei übrigens auch um klaren Wodka oder um eine andere klare Spirituose handeln. Wichtig ist, dass der Alkoholgehalt mindestens 40 Prozent beträgt. Der Alkoholgeruch ist auch nicht bemerkbar, wenn er erst einmal mit den ätherischen Ölen vermischt wird. Auch verfliegt er dann spätestens beim Zerstäuben. Wenn es sich um besonders muffige Räume handelt, können Sie übrigens auch noch Natron hinzufügen, da dieses Wundermittel unangenehme Gerüche ausgezeichnet neutralisieren kann.

Auf 400 Milliliter Wasser geben Sie zuerst einen Teelöffel Natron hinzu, dann 100 Milliliter Wodka oder einen anderen Alkohol und schließlich Ihre gewählte Duftnote hinzu. Für unangenehme Gerüche eignen sich ätherisches Minzöl, Zitronenöl, Orangenöl oder natürlich auch Patchouli, Sandelholz und Vanille. Die Anzahl der Tropfen ist je nach gewünschter Intensität abhängig, normalerweise sind fünf bis acht Tropfen mehr als ausreichend. Lassen Sie dann Ihr selbstgemachtes Raumspray noch einige Tage ziehen, damit sich das Aroma besser entfalten kann. Vor dem Gebrauch wird es dann noch einmal geschüttelt. Kräftige Gerüche sind beispielsweise auch Minze mit Limonen und Rosmarin sowie Zedernholz, Nelken und Wildorangen. Ansonsten können Sie Ihre Räume natürlich auch mit einer beruhigenden Mischung besprühen, also mit Ylang-Ylang, Zimt und Honigöl.

Ätherisches Öl selbst machen

Ätherisches Öl kann man ebenfalls selbst machen. Die Herstellung lohnt sich aber eigentlich nur dann, wenn sie den Aufwand auch wirklich gerechtfertigt. Nachdem man für einen Liter Rosenöl beispielsweise tonnenweise Rosenblüten benötigt, lohnt sich das sicherlich nicht für den Hausgebrauch. Ansonsten kann sich das Destillieren lohnen, wenn man einen Garten mit vielen Heilkräutern hat. Ätherische Öle werden vorwiegend durch die Wasserdampfdestillation gewonnen. Destillen gibt es fertig zu kaufen, sie lassen sich sogar individuell nach bestimmten Wünschen herstellen.

Anfänger können es aber auch erst einmal mit einem präparierten Druckkochtopf versuchen. Bei der Wasserdampfdestillation werden die benötigten Pflanzenteile erst einmal zerkleinert und in einen passenden Behälter gegeben. Unter diesem Behälter wird dann Wasser erhitzt. Durch den aufsteigenden Wasserdampf lösen sich dann auch die enthaltenen ätherischen Öle, die mit einem speziellen Rohr eingefangen werden. Das Rohr wird mit kaltem Wasser gekühlt, damit der eingefangene Dampf dann auch wieder flüssig werden kann. Durch diesen Prozess enthält man destilliertes Wasser, auf dem das ätherische Öl deutlich zu sehen ist, da es sich nicht mit dem Wasser bindet.

DUFTMEDIZIN FÜR ANFÄNGER

Das Öl kann man dann ganz leicht mit einer Spritze vom Wasser trennen. Wenn es allerdings nur sehr geringe Mengen sind, dann können Sie natürlich auch das duftende Wasser mit verwenden. Dieses Duftwasser ist unter dem Namen Hydrolat bekannt, in der Regel handelt es sich dabei um ein Nebenprodukt der Destillation, was in der Industrie meistens überhaupt nicht beachtet und deshalb als Abfallprodukt angesehen wird.

Allerdings sind auch die Hydrolate für die Duftmedizin interessant, da sie eine sanftere Wirkung haben, als das eigentliche ätherische Öl. Die Wirkung vom destillierten Duftwasser ist höchstens ein Prozent, im Vergleich zum konzentrierten ätherischen Öl. Hydrolate eignen sich deshalb sehr gut für die Herstellung von Haarwässern, Lotions und Gesichtswasser sowie auch für Kompressen oder Dufttücher. Sie müssen lichtgeschützt und kühl aufbewahrt werden. Wenn Sie viele Rosen im Garten haben, dann können Hydrolate eine gute und vor allem preiswerte Option für Ihre private Duftmedizin sein. Das Rosenhydrolat ist beispielsweise ideal für Kompressen oder als Gesichtswasser. Damit können Sie übrigens auch Tränensäcke behandeln.

Sicherlich sind Sie jetzt überrascht, was Sie alles mit den ätherischen Ölen anfangen können. Sie können damit übrigens auch Ihr eigenes Räucherwerk, Ihre Duftkerzen, Ihre persönliche Naturseife oder natürlich auch andere Pflegeprodukte zubereiten. Der Fantasie sind in dieser Hinsicht wirklich keine Grenzen gesetzt. Achten Sie aber bitte unbedingt auf die Qualität Ihrer ätherischen Öle, da Präparate mit synthetischen Substanzen nicht zum gleichen gewünschten Effekt beitragen können und auch die innere Einnahme für die medizinische Anwendung deshalb nicht unbedenklich garantiert werden kann.

Schlusswort

Die Duftmedizin für Anfänger bietet eine hervorragende Einführung, um die heilende Kraft und die Energie der ätherischen Öle besser zu verstehen. Es ist unglaublich, welche Schätze uns die Natur durch die Heilpflanzen anbietet und dass in der traditionellen Schulmedizin so wenig auf dieses wichtige Thema eingegangen wird. Sehr viele Krankheiten haben ihren Ursprung in der Psyche, weshalb Arzneimittel zwar die Symptome lindern können, aber nicht in jedem Fall die eigentliche Ursache. Die Duftmedizin kann hierzu eine wundervolle Ergänzung sein, um auch die seelischen Beschwerden lindern zu können.

Die ätherischen Öle stimulieren unsere Abwehrkräfte und haben eine ausgleichende Wirkung auf unsere Psyche. Angeblich können Sie sogar zur Krebsheilung beitragen, was aber bis jetzt noch nicht offiziell nachgewiesen werden konnte. Fest steht allerdings, dass mittlerweile immer mehr Menschen nach Alternativen zur Schulmedizin suchen und deshalb gerne auf die Naturmedizin und die Pflanzenheilkunde zurückkommen. Fakt ist aber auch, dass uns schon unsere Babys am Geruch erkennen können und dass auch der Körpergeruch bei der Partnerwahl eine wichtige Rolle spielt. Jeder Mensch hat übrigens einen anderen Geruch, die einzige Ausnahme sind die eineiigen Zwillinge. Ansonsten spielt der kulturelle Hintergrund sicherlich auch eine wichtige Rolle, ob man einen bestimmten Duft abstoßend oder angenehm findet, da beispielsweise viele Menschen den Geruch von Weihrauch als sehr anziehend finden und der Partner vielleicht davon überhaupt nichts wissen möchte.

DUFTMEDIZIN FÜR ANFÄNGER

Bei der Duftmedizin steht der Geruchssinn an erster Stelle, er macht sich sofort durch Emotionen bemerkbar, also durch Entspannung oder Ablehnung, durch ein angenehmes Wohlgefühl oder auch durch Ekel. Der Geruchssinn hat aber eigentlich schon immer eine sehr wichtige Rolle gespielt, denn auch früher konnten unsere Vorfahren einen Wetterumschwung oder natürlich auch ihre Feinde auf irgendeine Weise so richtig riechen. Nicht umsonst sagt man beispielsweise, dass etwas bis zum Himmel stinkt oder dass man eine bestimmte Person überhaupt nicht riechen kann. Daraus wird gut ersichtlich, wie wichtig der Geruchssinn in unserem Leben ist, der allerdings im Laufe der Zeit durch die vorhandenen Umweltgifte, das Rauchen oder auch durch eine ungesunde Ernährung und Lebensweise sehr negativ beeinflusst wurde.

Frankreich zählt übrigens mit zu den größten Herstellern der ätherischen Öle, die in diesem Land auch sehr häufig in der Medizin zum Einsatz kommen und dort auch bis jetzt noch nicht ausreichend erprobte Substanzen verwendet werden. Die Duftmedizin macht also mit Sicherheit in den nächsten Jahren noch sehr viel von sich reden, vor allem dann, wenn auch von offizieller Seite einfach mehr Interesse daran besteht, die komplexe Wirkungsweise noch genauer zu ermitteln. Angeblich wird die Forschung erschwert, da ätherische Öle im Vergleich zu herkömmlichen Arzneimitteln, sich aus unterschiedlichen Einzelstoffen zusammensetzen. Wer sich allerdings die chemischen Arzneimittel etwas genauer ansieht, wird schnell feststellen können, dass diese auch nicht unbedingt aus einem einzigen Heilstoff bestehen, weshalb diese Aussage eher anzuzweifeln ist. Es ist wirklich erstaunlich, warum die Schulmedizin in vielen Fällen so deutlich gegen die Pflanzenheilkunde ist, wenn sich doch damit auch wirklich sehr viele Krankheiten und Beschwerden damit heilen lassen.

Allerdings haben Sie jetzt als Anfänger in der Duftmedizin so gut wie alle notwendigen Informationen zur Hand, um die Aromatherapie bei Ihnen zu Hause nach Herzenslust auszuprobieren. Fangen Sie doch einfach mit dem Klassiker an, also mit der Duftlampe oder mit einem geeigneten Duftstein. Sie werden davon begeistert sein und sich dann sicherlich auch bald Ihr eigenes Massageöl herstellen oder vielleicht sogar auch das persönliche Parfüm oder Raumspray. Es ist übrigens auch empfehlenswert, die Duftlampen nicht durchgehend „duften" zu lassen, sondern Ihrer Nase gelegentlich auch etwas Pause zu gönnen. Ansonsten wünschen wir Ihnen ein herzliches Willkommen in der Duftmedizin für Anfänger.

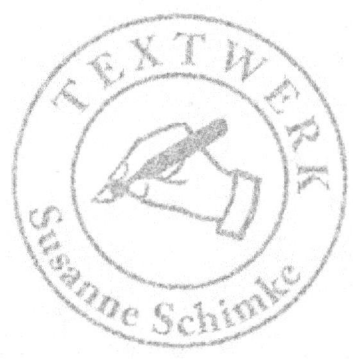

www.ingramcontent.com/pod-product-compliance
Lightning Source LLC
Chambersburg PA
CBHW070316230526
45470CB00002B/904